Yosra Gassara
Rim Kallala
Zohra Nouira

Tratamento ortodôntico e protético do diastema maxilar

Yosra Gassara
Rim Kallala
Zohra Nouira

Tratamento ortodôntico e protético do diastema maxilar

Tratamento do diastema maxilar

ScienciaScripts

Imprint
Any brand names and product names mentioned in this book are subject to trademark, brand or patent protection and are trademarks or registered trademarks of their respective holders. The use of brand names, product names, common names, trade names, product descriptions etc. even without a particular marking in this work is in no way to be construed to mean that such names may be regarded as unrestricted in respect of trademark and brand protection legislation and could thus be used by anyone.

Cover image: www.ingimage.com

This book is a translation from the original published under ISBN 978-620-6-77360-3.

Publisher:
Sciencia Scripts
is a trademark of
Dodo Books Indian Ocean Ltd. and OmniScriptum S.R.L publishing group

120 High Road, East Finchley, London, N2 9ED, United Kingdom
Str. Armeneasca 28/1, office 1, Chisinau MD-2012, Republic of Moldova, Europe
Printed at: see last page
ISBN: 978-620-7-91492-0

Laboratório de Investigação de Oclusodontia e Próteses Cerâmicas
LR16ES15

Tratamento ortodôntico e protético do diastema maxilar

Yosra Gassara

DDM, Department of Fixed
Prosthodontics, **Research
Laboratory of Occlusodontics
and Ceramic Prostheses LR16ES15**,
Faculty of Dental Medicine,
University of Monastir,
Monastir, Tunisia
chouchengassarayosra@gmail.com

Rim Kallala

DDM, Department of Fixed
Prosthodontics, **Research
Laboratory of Occlusodontics
and Ceramic Prostheses LR16ES15**,
Faculty of Dental Medicine,
University of Monastir,
Monastir, Tunisia
Dr.Kallalarim@gmail.com

Zohra Nouira

Professor, Department of Fixed
Prosthodontics, **Research
Laboratory of Occlusodontics
and Ceramic Prostheses LR16ES15**,
Faculty of Dental Medicine,
University of Monastir,
Monastir, Tunisia
zohranouira@gmail.com

AGRADECIMENTOS

Os autores gostariam de agradecer aos professores do departamento de prótese fixa:

Prof. Mounir Cherif

Prof. Bel Hassan Harzallah, Prof. Jilani Saafi

Prof. Moncef Ommezine

Por partilharem os seus conhecimentos e experiência, pelo seu crescente encorajamento e apoio para a realização deste trabalho. Os seus conselhos e orientações permitem-nos sempre atingir o nosso potencial máximo

Índice

CAPÍTULO 1: DIASTEMA: GENERALIDADES

Yosra Gassara, Rim Kallala, Zohra Nouira

Introdução

Atualmente, a maioria das pessoas procura o sorriso perfeito veiculado pelos meios de comunicação social e pelas redes sociais, que corresponde a dentes brancos, bem alinhados e com contacto estreito entre si [1-4].

O contacto estreito entre os dentes não é apenas esteticamente agradável, mas também biologicamente benéfico. Determina um estado de equilíbrio fisiológico que assegura a longevidade do órgão dento-periodontal e contribui para a manutenção de uma boa saúde oral [5-7].

A perda dessa relação pode se manifestar pela presença de um espaço entre os dentes, conhecido como diastema ou "dentes felizes". Os diastemas são mais prevalentes na arcada maxilar do que na arcada mandibular, e são frequentemente encontrados nos incisivos superiores superiores [8-10].

Embora os diastemas maxilares anteriores não prejudiquem realmente o aspeto funcional, podem dificultar um sorriso agradável, desviando a atenção do observador da composição dentária global e concentrando-a na região em causa. Isso se deve principalmente à sua localização esteticamente crítica [11-14].

Por outro lado, alguns pacientes avaliam mal o diastema, vendo-o como o principal fator que compromete a estética do seu sorriso e, consequentemente, afecta a sua qualidade de vida, o que os leva frequentemente a consultar um consultório dentário para o encerramento do diastema [15-18].

Assim, no tratamento dos diastemas maxilares anteriores, o cirurgião-dentista depara-se com um grande desafio: deve procurar um compromisso entre as expectativas do paciente, no sentido em que deve satisfazer as suas exigências estéticas, e entre os determinantes de um plano de tratamento eficaz e uma restauração que respeite os imperativos biológicos e mecânicos [19,20].

Neste trabalho, começamos por definir os diastemas maxilares anteriores em adultos, detalhando suas classificações e principais etiologias.

Em segundo lugar, analisaremos os diferentes tipos de danos causados pelos diastemas. Por fim, discutiremos as várias opções de tratamento, com pormenores sobre o tratamento com próteses fixas.

1. Definições

Um diastema ou lacuna, diástêma (do grego "διαστημα" "intervalo") é, em medicina dentária, uma lacuna entre dois dentes normalmente adjacentes. Esta lacuna é mais frequentemente encontrada na maxila, entre os dois incisivos centrais. Os diastemas podem ser congénitos ou adquiridos. Um diastema inter-incisal é um espaço entre os dois incisivos centrais, ou entre os incisivos centrais e laterais, na maxila ou na mandíbula.

Várias definições de diastema foram mencionadas na literatura, incluindo :

- A definição mais comum é a de **Keene**, que apresenta o diastema como um espaço de mais de 0,5 mm entre dois dentes adjacentes. De acordo com Keene, um diastema não pode ser discernido numa largura inferior a 0,5 mm. No entanto, um diastema largo é considerado como qualquer espaço superior a 3 mm entre dois dentes adjacentes [40].

- **Batarec e Chaput** também definiram um diastema como um espaço resultante da ausência de pontos de contacto entre dois dentes adjacentes. Esta definição também abrange a noção de diastemas de transição, que ocorrem na dentição temporária e mista e são, além disso, considerados "diastemas" como normais e diastemas presentes em dentes permanentes como anormais [5].

- O diastema entre os dois incisivos centrais superiores também foi descrito por **Huang. W.H e Osterle LJ Shellhart WC.** Esse diastema, chamado de "diastema mediano" (fig. 1), é uma caraterística importante do crescimento normal dos dentes e ossos maxilares durante a dentição mista e lactacional. Ele geralmente está fechado na época da erupção dos caninos superiores [35].

- **LJ Shellhart.WC** falou de polidiastras, que são espaços entre um grupo de dentes na arcada dentária

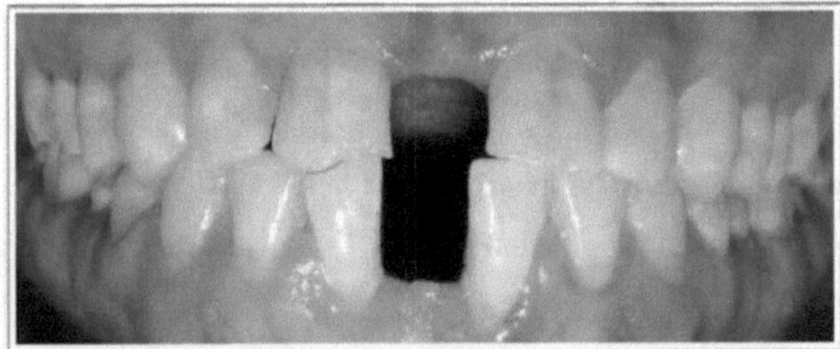

Figura 1. Uma dentição com um diastema maxilar mediano.

2. Classificação dos diastemas

Na literatura, os diastemas foram classificados em 4 classes de acordo com a sua distribuição no arco maxilar. Esta classificação foi definida num estudo feito por Noureddine Ali et al em 2014, envolvendo diastemas ântero-superiores gerados por computador [62].

- Tipo 1: Diastema mediano, localizado entre os incisivos centrais (fig. 2, a).

- Tipo 2: Diastemas simianos: diastemas simétricos (bilaterais) entre os incisivos laterais e os caninos (fig. 2, b).

- Tipo 3: diastemas de Frush e Fisher: diastemas assimétricos entre o incisivo lateral e o canino de um lado, e entre o incisivo lateral e o central do outro (fig. 2, c).

- Tipo 4: Diastema de Lombardi com presença de um pequeno diastema e diastemas largos entre os incisivos centrais e laterais (fig. 2, d).

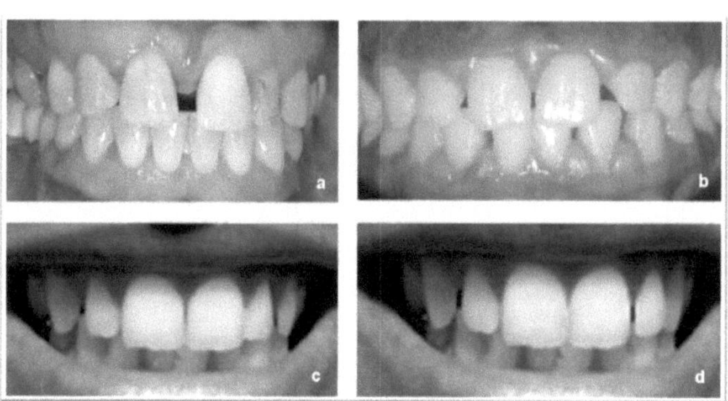

Figura 2. Classificação dos diastemas; a: Diastema mediano, b: Diastemas de Simian, c: Diastemas de Frush e Fisher, d: Diastemas de Lombardi.

3. Desenvolvimento fisiológico da dentição

A dentição adulta estável e madura é o resultado da evolução morfofisiológica das arcadas dentárias e do seu ambiente periodontal e ósseo. Estes fenómenos podem ser observados em diferentes fases, nomeadamente: a fase da dentição temporária e a fase da dentição mista, durante as quais se observa a presença de espaços entre os dentes correspondentes a :

- Na <u>região posterior</u>: o "Lee Way Space" ou espaço de deriva mesial, um espaço que corresponde à diferença de diâmetro entre os molares de leite e os pré-molares definitivos. Este espaço é essencial para uma transição eruptiva suave entre as duas dentições.

- Na <u>região anterior</u>; os espaços entre os incisivos e caninos de leite, também conhecidos como "diastemas fisiológicos" ou "diastemas de Bogue" (fig. 3). Estes "falsos" diastemas são considerados um fenómeno normal do desenvolvimento, são transitórios e não necessitam de tratamento. São, no entanto, um bom sinal para a acomodação e posterior alinhamento correto dos dentes permanentes que são maiores do que os seus antecessores.

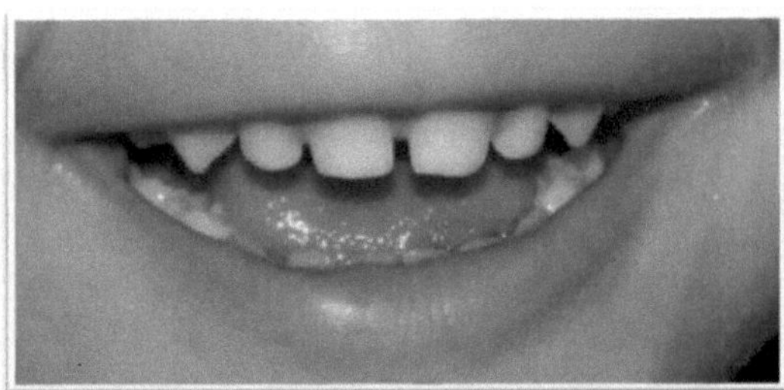

Figura 3. Diastema de Bogue em uma menina de 5 anos.

- Na maioria dos casos, estes espaços diminuem ou fecham espontaneamente, antes dos 12 anos de idade, pela erupção dos incisivos laterais e caninos permanentes, se não existirem

8

factores patológicos ou fisiológicos que impeçam o seu fecho espontâneo [23].

- O diastema medial maxilar pode persistir por muito tempo na arcada. (Isso se deve ao desenvolvimento dos caninos permanentes, que empurram as raízes dos incisivos centrais e laterais para mesialmente, resultando em movimento distal das coroas (Fig. 4; a, b).

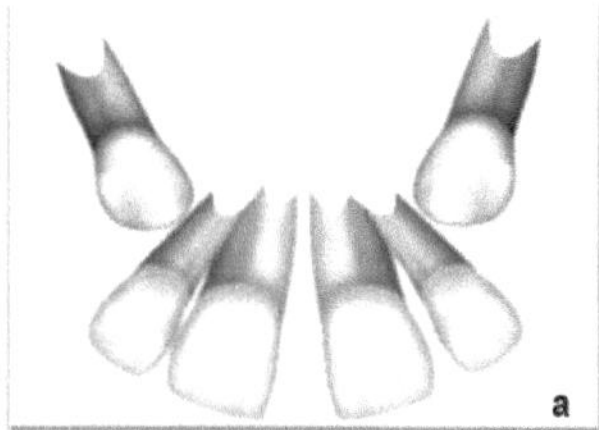
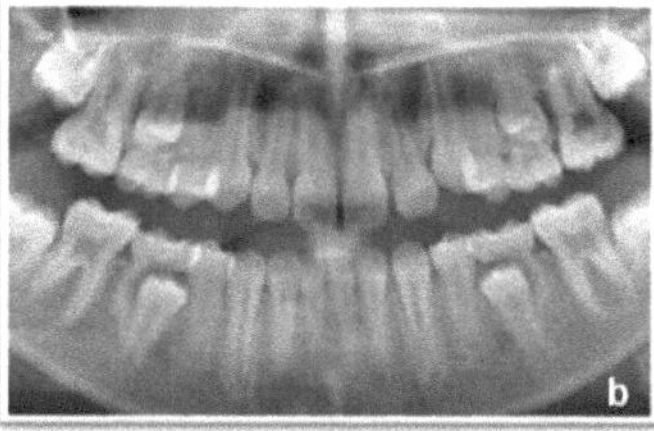

Figura 4. Aspeto esquemático (a) e radiológico (b) de um diastema mediano acompanhado de inclinação distal das coroas dos incisivos superiores [23].

- A erupção dos caninos permanentes leva ao movimento mesial das coroas dos incisivos (fig. 5; a, b).

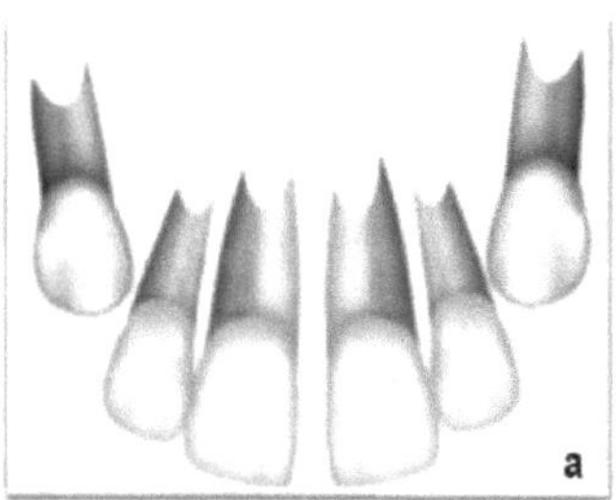
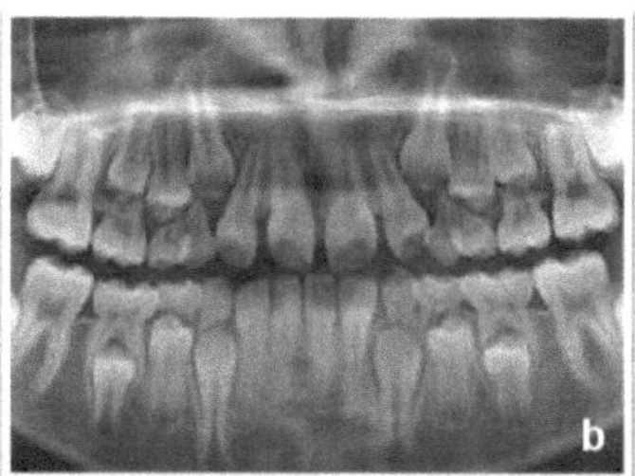

Figura 5. Aspectos esquemáticos (a) e radiológicos (b) da retificação dos eixos dos incisivos e redução do diastema medial pela erupção dos

- O movimento das coroas dos incisivos à medida que os caninos erupcionam irá reduzir gradualmente a largura do diastema mediano até este se fechar (fig. 6)

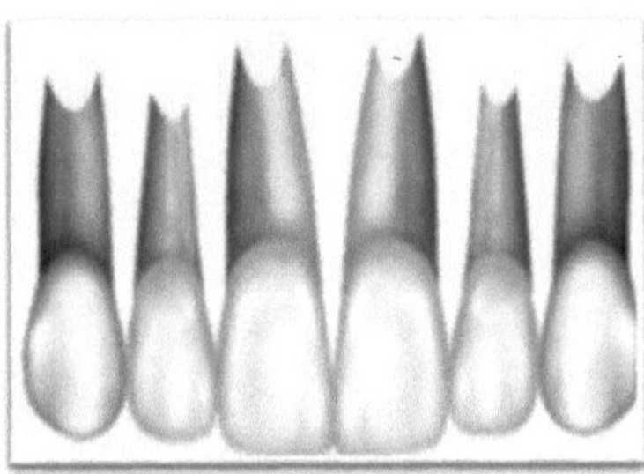

Figura 6. Esquema do fechamento espontâneo do diastema mediano após a erupção do canino [23]

- Um espaçamento medial de 2 mm ou menos de largura é suscetível de ser corrigido espontaneamente com a erupção dos caninos permanentes, enquanto um espaçamento medial de 2 mm ou menos de largura é suscetível de ser corrigido espontaneamente com a erupção dos caninos permanentes diastemas maiores podem não ser capazes de fechar espontaneamente [23].

- Os diastemas acima referidos têm uma origem fisiológica e são considerados espaços de transição que desaparecem por volta dos anos 913, após a

- erupção dos caninos permanentes.

Um diastema **patológico**, só ocorre quando o espaço persiste na adolescência e na idade adulta (>14 anos). Este diastema pode ter uma etiologia multifatorial e repercussões significativas no indivíduo.

CAPÍTULO 2: DIASTEMA: ETIOLOGIAS

Yosra Gassara, Rim Kallala, Zohra Nouira

Antes de iniciar o tratamento de qualquer patologia, é essencial definir as possíveis etiologias e eliminar as causas, de modo a garantir a eficácia e a durabilidade dos resultados obtidos e evitar recidivas. Para tratar um diastema, é essencial estudar e identificar a sua etiologia, que é multifatorial e varia de um indivíduo para outro.

1. Etiologia primária

1.1. Hereditariedade e etnia

A correlação entre a presença de diastema e fatores familiares hereditários está bem documentada na literatura. Está estabelecida, indiretamente, no contexto do controlo genético do tamanho e número dos dentes.

Esta correlação manifesta-se em certas patologias como a hipodontia, a oligodontia e a agenesia, que são os factores etiológicos mais comuns no espaçamento entre dentes [23].

Um estudo do Dr. Jedidiah R. Gass et al, baseado em dados genealógicos [32], demonstrou a natureza genética e hereditária dos diastemas, bem como o modo de transmissão autossómico dominante do diastema maxilar medial. Também demonstrou uma diferença na hereditariedade entre grupos étnicos (menor na raça negra do que na raça branca) [23].

1.2. Maloclusões

1.2.1. Desarmonia dento-maxilar por defeito

A DDM é uma anomalia dento-alveolar definida por uma diferença entre o tamanho dos dentes e a largura da arcada dentária [64].

1.2.1.1. De origem dentária

► **Anomalia de tamanho (microdontia)**

A microdontia ocorre quando o tamanho de um dente é menor do que o normal; a coroa e a raiz do dente têm um volume reduzido na direção mesio-distal. Isto significa que a largura da arcada é maior do que a soma dos diâmetros mesio-distais dos dentes maxilares. Como resultado, há uma ausência de pontos de contacto e os espaços não podem fechar-se espontaneamente, pelo que se fala de microdontia, localizada ou generalizada [84].

Os incisivos laterais são os mais frequentemente afectados por esta anomalia, e têm por vezes a forma de um pino, ou a forma de um grão de arroz: riziforme (fig. 7). Essa diferença nas dimensões dos dentes pode levar a um diastema medial causado pela migração distal dos incisivos centrais [84].

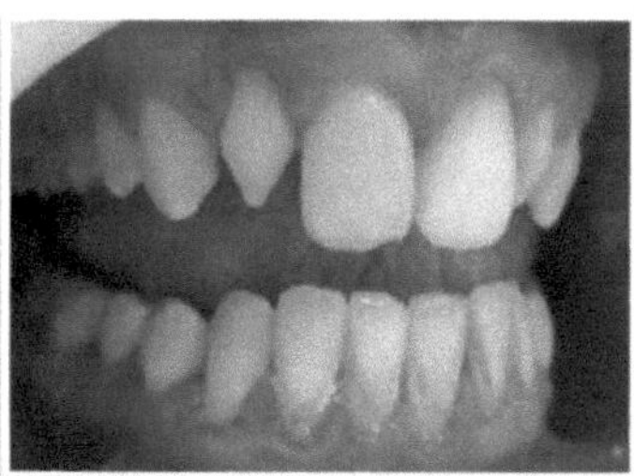

Figura 7. Microdontia dos dois incisivos laterais superiores.

► **Anomalia numérica**

As anomalias no número de dentes estão entre as principais causas de diastemas e manifestam-se pela ausência de um único dente ou de um número específico de dentes:

- Agenesia: é a ausência congénita de um ou mais dentes numa arcada. Esta anomalia genética é geralmente detectada entre os 6 e os 10 anos de idade, altura em que os dentes de leite começam a cair e os dentes definitivos começam a erupcionar nas arcadas dentárias. A agenesia é mais frequente na maxila do que na mandíbula, e é muitas vezes unilateral, embora também existam formas bilaterais (incisivo lateral ++). A agenesia unilateral ou bilateral do incisivo lateral leva à migração dos dentes adjacentes, criando diastemas generalizados (fig. 8) [31].

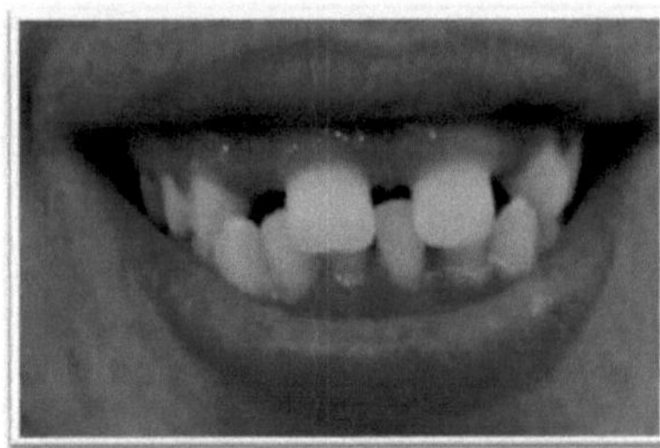

Figura 8. Diastemas anteriores residuais resultantes de agenesia bilateral dos incisivos laterais superiores.

Esta anomalia pode estar associada a síndromes genéticas e divide-se em 2 subtipos:

- Hipodontia: também conhecida como agenesia dentária isolada, ou agenesia pontual: esta anomalia caracteriza-se pela ausência de menos de 6 dentes na arcada (de 1 a 6 dentes).
- Oligodontia: ou agenesia dentária múltipla: esta anomalia caracteriza-se pela ausência de mais de 6 dentes na arcada.

Esta é a forma mais grave de agenesia, muitas vezes associada a outras anomalias dentárias associadas (dentes de forma e cor diferentes), como no caso de síndromes específicas, nomeadamente todas as formas de displasia ectodérmica [71]. Felizmente, esta doença é muito rara.

▶ Anomalia de posição

- Ectopia: Diz-se que um dente é distópico ou ectópico quando se encontra na posição errada, fora do seu corredor de erupção [22]. Pode ser um dente incisivo. O germe do canino já não exerce pressão sobre a raiz do incisivo lateral.

- Inclusão de caninos: A inclusão de caninos tem uma influência considerável nos diastemas maxilares anteriores e, em particular, no diastema medial maxilar. Na dentição mista, um diastema maxilar medial é criado pela convergência das raízes dos incisivos permanentes superiores. Em condições fisiológicas normais, esse diastema fechará espontaneamente como resultado da impactação horizontal do canino sobre as raízes dos incisivos laterais [78]. Os eixos dos incisivos são então endireitados pela erupção dos caninos. No entanto, se o canino não erupcionar e ficar embutido (fig. 9), nenhum movimento eruptivo tenderá a endireitar os incisivos, e os espaços existentes na região medial e lateral não serão fechados [80].

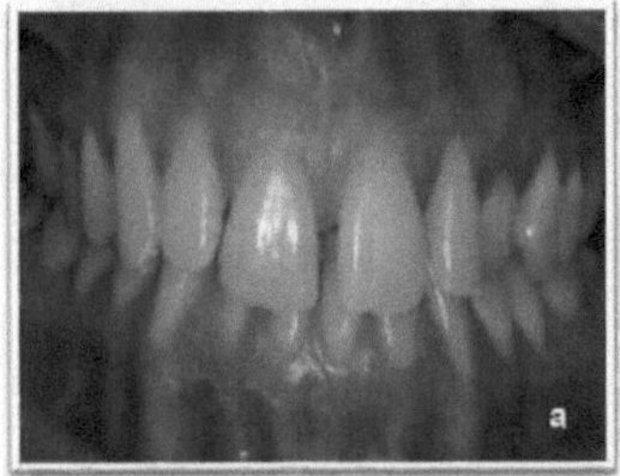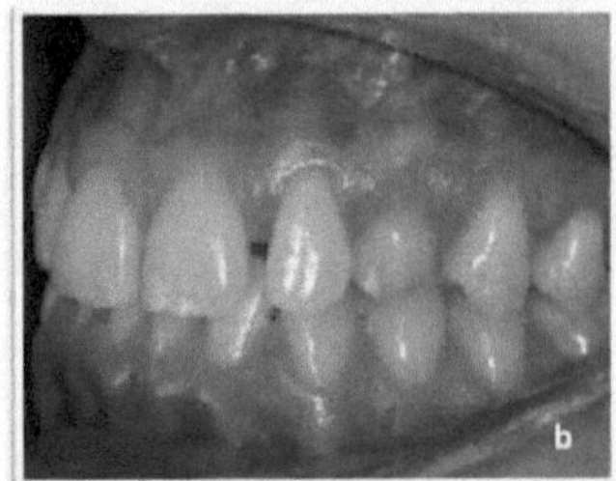

Figura 9. Endobucal (a) frontal, (b) vistas laterais de diastemas anteriores associados a inclusão bilateral de caninos.

1.2.1.2. À base de osso

Quando o crescimento ósseo maxilar ou mandibular é perturbado, de forma excessiva ou deficiente, resulta numa inconsistência entre o tamanho da arcada e a disposição dos dentes, criando a DDM. O crescimento maxilar pode ser perturbado ou modificado por vários factores, tais como: disfunção endócrina...

Este problema pode ser encontrado em pacientes com acromegalia (maxilar grande), que têm um excesso de GH ("Hormona do Crescimento") levando a um crescimento excessivo do maxilar, surgindo como consequência diastemas interdentários [1].

Por outro lado, maxilares de tamanho normal com dentes anormalmente pequenos também podem contribuir para o espaçamento generalizado da dentição [63].

1.2.2. Outros tipos de más oclusões [1,63]

Uma variedade de problemas oclusais está frequentemente associada à presença de diastemas. Estes incluem:

- Dimensão vertical insuficiente da oclusão

- Sobredimensionamento e/ou sobremordida excessiva (intervalo...)

- Dentadura: proalveolia...
- Rotações, versões
- Migração patológica dos dentes, devido a um certo número de factores tais como: inflamação periodontal, lise óssea, força de erupção, hábitos orais nocivos e forças oclusais ...
- Maloclusões de Classe II (particularmente na Classe II div 1), em que os dentes maxilares são vestibulares em relação à sua posição ou os dentes mandibulares são linguais em relação à sua posição normal.

1.3. Disfunção

Em condições fisiológicas, os dentes situam-se entre um corredor labio-jugal e um corredor lingual, o que significa que estão constantemente sujeitos a forças extrínsecas geradas pelos tecidos moles (músculos, lábios, bochechas, língua). Para além disso, estão sujeitos a pressões intrínsecas exercidas pelo ligamento periodontal e pelas fibras gengivais. Este conflito é resolvido por um estado de neutralidade equilíbrio fisiológico entre as forças opostas, garantindo uma oclusão saudável e o bom funcionamento das funções oro-faciais, como a deglutição, a mastigação e a respiração. Uma perturbação deste equilíbrio, ilustrada pela presença de disfunções, pode ter repercussões importantes sobre os dentes, nomeadamente diastemas. As disfunções orais mais importantes são:

▶ **Deglutição atípica:**

Se a deglutição primária ou infantil, caracterizada pelo impulso da língua entre as arcadas dentárias com apoio palatino anterior e ausência de contactos dentários, persistir para além dos 10 anos de idade, fala-se de deglutição atípica ou disfuncional [6]. Neste caso, a língua repousa permanentemente na parte de trás do incisivo em vez de no palato. Esta pressão constante sobre o bloco canino-incisal vai empurrar as estruturas dentárias para a frente, provocando diastemas e outras anomalias como a cavidade e a proalveolia.

▶ **Respiração pela boca :**

A respiração bucal está quase sempre associada a uma posição baixa da língua. A língua exerce então uma pressão constante sobre os dentes, provocando a sua inclinação e diastema.

1.4. Factores anatómicos

1.4.1. Macroglossia

É uma anomalia de tamanho que consiste no facto de a língua se tornar maior do que o normal. A pressão constante exercida pela língua aumentada sobre a arcada dentária leva à vestibulo-versão dos dentes, que é a causa do diastema.

1.4.2. Frénulo labial patológico (má inserção/ hipertrofia)

O frénulo é uma estrutura anatómica desprovida de fibras musculares, constituída essencialmente por uma densa rede de fibras e tecido conjuntivo; é uma prega mucoconjuntiva. Ligam os lábios às gengivas e à língua.

O pavimento da boca. Os freios maxilares são de 2 tipos: laterais (ou caninos) e mediais (ou labiais).

O frénulo labial medial ou superior, sobre o qual nos debruçaremos nesta secção, insere-se na superfície interna do lábio através de uma base larga e estende-se até à linha mucogengival ou, por vezes, até à papila retroincisal.

▶ **Má inserção frenal:**

Angle considera o freio labial como uma das principais causas de diastemas mediais. Dependendo da sua inserção, o frénulo é considerado fisiológico ou patológico [21].

De facto, MIRKO PLACEK et al. propuseram uma classificação morfológica e funcional, que descreve os diferentes níveis de inserção frenal e a prevalência de patologias associadas [55]. Nesta classificação, eles descreveram 4 tipos de inserção:

- Travão de tipo 1: fixação da mucosa
- Travão tipo 2: com fixação gengival
- Freio tipo 3: com fixação papilar que se estende da mucosa alveolar à papila interdental, resultando em mobilidade da gengiva marginal à tração (fig. 10)
- Freio tipo 4: com fixação papilar penetrante cuja inserção se estende até às papilas e para além delas, resultando na mobilidade da gengiva marginal sob tração, com a persistência de um diastema.

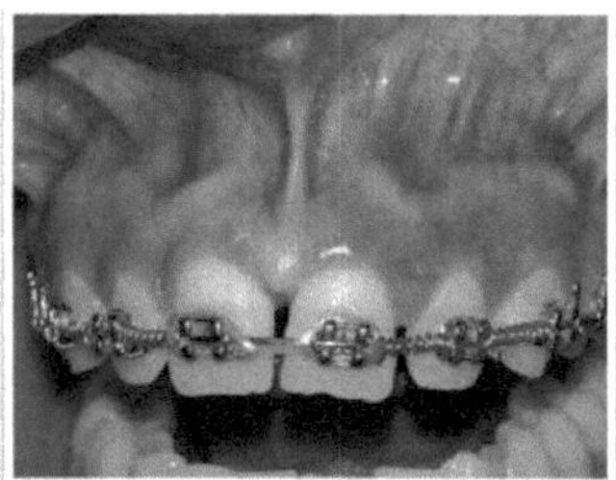

Figura 10. Freios labiais com inserção papilar.

Os freios com inserção papilar (tipos 3 e 4) são considerados patológicos e há muito que são referidos na literatura científica como causa de diastemas inter- incisais persistentes [55].

► **Brakehypertrophy**

Muitos autores têm correlacionado a presença de diastemas não só com a má inserção do frénulo labial, mas também com a sua hipertrofia (fig. 11).

Em um estudo realizado por Shashua e Artun, foi comprovada uma correlação entre a existência de hipertrofia do frênulo labial e a ocorrência de um diastema maxilar medial [23].

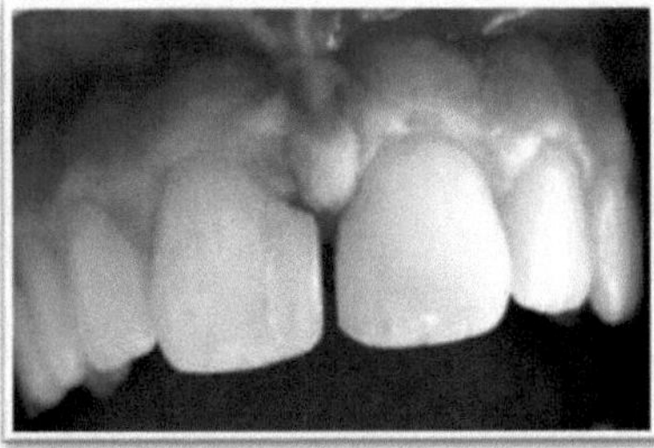

Figura 11. Frênulo labial hipertrófico com diastema medial [23].

1.4.3. Disfunção muscular

A fraqueza muscular e/ou labial também pode contribuir para o espaçamento interdentário [63]. De facto, em pacientes com lábios hipotónicos, e sob o efeito da pressão constante da língua, os dentes podem adotar uma posição protrusiva invulgar com ausência de contactos interdentários. Isso leva à formação de diastemas [22].

1.5. Patologias orais

Uma avaliação periodontal e radiográfica completa da área do diastema é de importância crucial. Revelará quaisquer factores patológicos que possam impedir o posicionamento normal dos dentes, ou o desvio dos seus eixos, levando a diastemas interdentários. As patologias frequentemente encontradas na literatura incluem: dentes supranumerários/mesiodens, quistos, fibróides, etc.

► **Dentes supranumerários, mesiodens :**

Os dentes supranumerários são dentes adicionais à dentição normal, que podem ocorrer em qualquer região da maxila ou da mandíbula, na dentição decídua ou permanente.

Essas patologias são geralmente descobertas por acaso numa radiografia ou após um trauma [58]. O atraso na erupção de um dente normal e a presença de um diastema também são sinais reveladores de um dente supranumerário.

A presença de um mesiodens, um dente supranumerário existente na linha média do maxilar, pode impedir que os incisivos centrais entrem em contacto, levando a um diastema mediano (fig. 12). Russel e Folwarczna sugeriram a extração de um mesiodens no início do período de dentição mista. Na opinião deles, isso ajudará a melhorar o alinhamento dos dentes e também minimizará a necessidade de tratamento ortodôntico para fechar o diastema resultante [67].

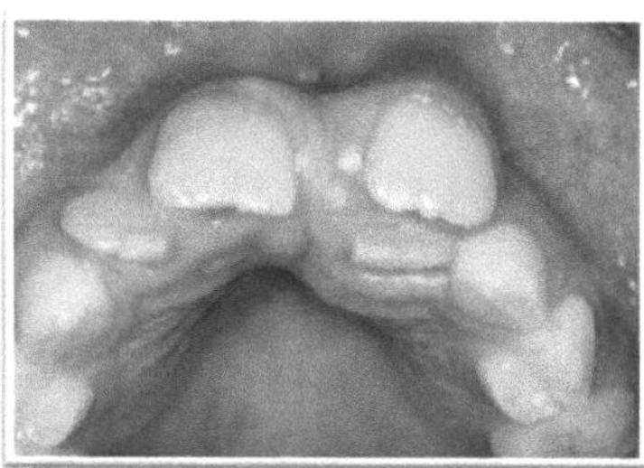

Figura 12. Diastema central pronunciado devido a mesiodens [67].

► Quistos e tumores (odontomas, fibromas, etc.):

Os quistos e os tumores são lesões intra-ósseas cuja causa pode ou não ser odontogénica.

Na literatura, tem sido mencionado que certos quistos maxilares, ou outras condições patológicas, podem ser responsáveis pela existência de um diastema anterior (fig. 13) [37].

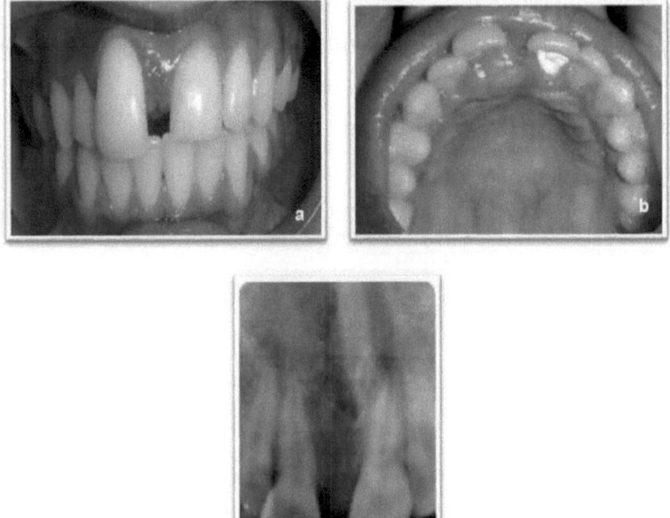

Figura 13. Um cisto maxilar causando um diastema mediano; (a, b) vista endobucal, (c), aparência radiológica [37].

► Fendas faciais:

São anomalias orofaciais congénitas muito frequentes. Trata-se de um problema de desenvolvimento embrionário que resulta numa falha total ou parcial da fusão dos botões embriológicos que constituem o maciço facial superior. Apresentam-se sob diferentes formas consoante a região em causa: labial, labio-palatal, palatal, alvéolo-palatal...

As fissuras primárias (lábio-palatais) abrem o assoalho da narina, o lábio superior e o arco alveolar ao nível do incisivo lateral, até o canal naso-palatino. Consequentemente, existe uma correlação entre a presença de uma fenda alveolar e a ocorrência de um diastema interincisal [35].

2. Etiologia secundária

2.1. Doença periodontal

Se não for tratada, a doença periodontal leva à destruição do sistema de fixação do dente de fibras alveolares e desmodontais, bem como à perda de tecido ósseo alveolar. Como resultado, os dentes migram patologicamente, levando ao aparecimento de diastemas (fig. 14) [23].

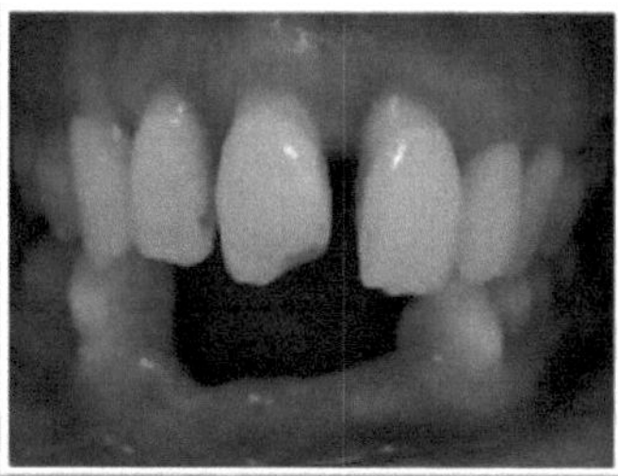

Figura 14. Diastemas anteriores da maxila associados à periodontite.

2.2. Cavidades

Com a progressão de algumas cáries na parte proximal dos dentes, há uma perda progressiva do ponto de contacto interdentário, e depois de toda a área afetada pela cárie (1/3 proximal ou distal). Isto pode dar origem a um diastema interdentário.

1.6. Perda da cunha posterior

De acordo com Amsterdam, a perda do encunhamento posterior corresponde a "uma perda progressiva da função protetora dos dentes posteriores, resultando numa tensão de carga excessiva sobre os dentes anteriores maxilares e a sua propagação vestibular [2].

De acordo com Orthlieb, "a perda do encunhamento posterior sobrecarrega os dentes anteriores, fazendo-os migrar para vestibular [54].

De acordo com um estudo efectuado por Sarita et al., os pacientes com perda posterior de cunhagem tendem a ter diastemas anteriores nos seus dentes residuais [70].

1.7. Parafunção

1.7.1. Hábitos orais nocivos

Os maus hábitos orais crónicos e prolongados, como a sucção do dedo, o impulso lingual, etc., podem levar ao aparecimento de diastemas. De facto, estes tiques tendem a perturbar o equilíbrio entre lábios, bochechas e língua, o que pode causar perturbações, especialmente durante a fase de erupção dentária (dentição mista/adolescente), levando ao aparecimento de espaços interdentários [23].

► **Pulsação lingual:**

Ao empurrar os dentes anteriores para a frente, a língua aumenta a circunferência do arco alveolar, criando diastemas interincisais (fig. 15) [23].

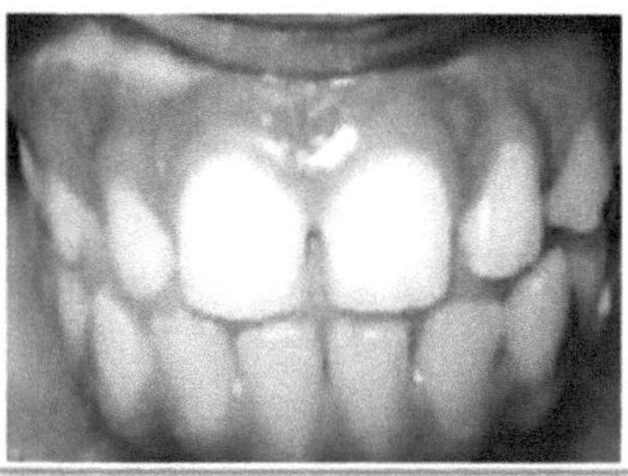

Figura 15. Diastemas anteriores da maxila devido à tração lingual [1].

▶ **Aspiração:**

A sucção com os dedos (polegar++), lábio, língua, chupeta ou outro objeto é frequentemente responsável pela interposição de um espaço pela língua. O aumento da saliência incisal é então responsável pelo aparecimento de espaços entre os incisivos [77].

1.7.2. Bruxismo

O bruxismo é definido pelo Collège National d'Occlusodontologie como um comportamento caracterizado por uma atividade motora involuntária dos músculos mastigatórios, contínua (apertar dos dentes) ou rítmica (ranger dos dentes) com contactos oclusais [17].

O bruxismo induz uma perda significativa de substância dentária, que pode levar à perda de pontos de contacto entre os dentes e, por conseguinte, ao aparecimento de diastemas interdentários, frequentemente múltiplos.

1.8. Factores iatrogénicos

▶ **Expansão rápida da maxila :**

Os diastemas maxilares, particularmente o diastema medial, podem resultar de tratamento ortodôntico; por exemplo, expansão palatina rápida ou tratamento ortopédico com aparelhos removíveis [23,35]. O jejum maxilofacial de expansão é um método comum de tratamento da constrição da arcada maxilar (fig. 16, a). Baseia-se na abertura da sutura medio-palatina, que pode criar um diastema entre os incisivos centrais superiores (fig. 16, b). A largura do diastema medial aumenta à medida que o parafuso de expansão é ativado (fig. 16, c).

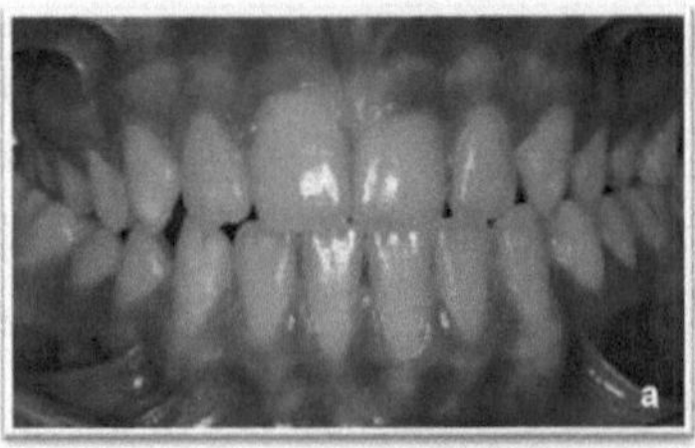
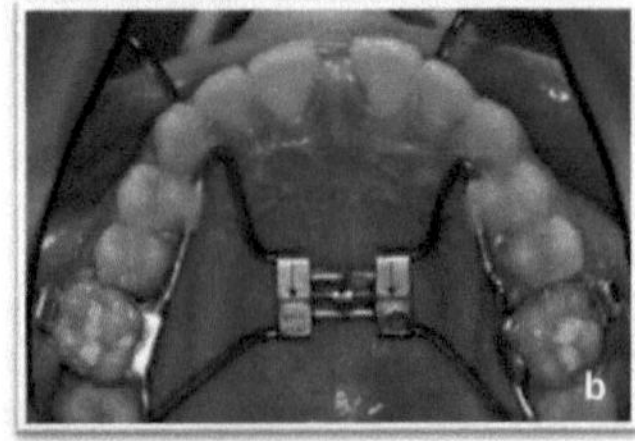
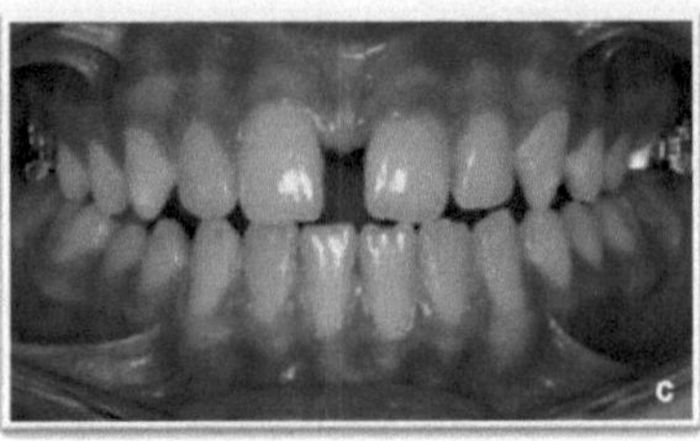

Figura 16. Expansão rápida da maxila (a) estado inicial, (b+ c) abertura da sutura mediana + diastema (d): encerramento espontâneo do diastema (após 3 meses) [23].

► Trauma:

O bloco incisivo-canino é uma área muito exposta a traumas (quedas, violência, acidentes), ainda mais na presença de um proalveolo. Estes incidentes podem levar à deslocação dos dentes anteriores ou mesmo à perda de dentes, e um tratamento terapêutico tardio pode, em última análise, resultar na formação de diastemas inter-incisais.

▶ **Extração :**

Após a extração de um dente, é criado um espaço na dentição. Esta lacuna pode persistir na arcada durante muito tempo, mantendo a mesma largura, ou pode estreitar-se em resultado da versão ou migração dos dentes que ladeiam a lacuna edêntula, dando origem a diastemas interdentários.

CAPÍTULO 3: DIASTEMA: CONSEQUÊNCIAS

Yosra Gassara, Rim Kallala, Zohra Nouira

Na literatura, observações feitas em pacientes com diastemas maxilares anteriores mostram que eles não são apenas um defeito estético, mas também podem levar a complicações periodontais e funcionais.

1. Danos estéticos e psicossociais

1.1. Variabilidade da perceção do diastema

A perceção do diastema é subjectiva. Isto baseia-se na relatividade da noção de beleza: o que é belo para mim pode não o ser para os outros.

Para além disso, o julgamento que alguém pode fazer sobre um diastema é sempre o resultado da sua visão pessoal e da noção de beleza em que acredita. Isto leva-nos a dizer que as diferentes percepções de um diastema variam em função de vários parâmetros. Estes parâmetros são salientados num estudo de Ali Noureddine et al [60], que demonstrou a variabilidade das impressões das pessoas sobre os diastemas.

A largura e a localização do diastema são anotadas em primeiro lugar: geralmente, um diastema mais estreito e lateralizado é mais aceitável para as pessoas.

A influência da idade e do género do observador também foi observada neste estudo. Os níveis profissional e sociocultural também exercem maior influência na interpretação do diastema. Por exemplo, os dentistas são mais críticos em sua visão, aceitando uma gama mais restrita de alterações que ocorrem na região anterior da cavidade oral do que os leigos [33].

1.2. Tipos de perceção estética

Para além da natureza subjectiva e da variabilidade da perceção do diastema, esta pode ter um aspeto positivo ou negativo, dependendo de uma série de parâmetros.

1.2.1. Impacto positivo

A influência positiva baseia-se na noção de beleza. De facto, durante séculos, o diastema foi considerado um sinal de beleza em várias partes do mundo, especialmente na Nigéria ocidental, onde esta noção era amplamente acreditada [81].

Muitas celebridades, como Madonna (fig. 18, a), desejaram manter os seus diastemas, embora estes pudessem ser sempre fechados. A cantora francesa Vanessa Paradis (fig. 18, b) e a modelo anglo-americana Georgia May Jagger foram também embaixadoras do sorriso da sorte, graças aos seus diastemas [87].
Alguns chegam mesmo ao ponto de criar um diastema através da ortodontia.
O diastema também é apelidado de "dentes da sorte", por isso é considerado uma fonte de felicidade e boa sorte. Isto remonta à era napoleónica, quando os soldados que partiam para a guerra tinham de ter os dentes saudáveis e ajustados para poderem partir os barris de pólvora para carregar as espingardas. Isto significava que os homens com os dentes desfeitos tinham sorte se não fossem recrutados para a guerra. Alguns pensavam mesmo em partir os dentes, voluntariamente, para escapar ao recrutamento para a guerra

[81].

1.2.2. Impacto negativo

Alguns acreditam que os diastemas podem impedir um sorriso agradável e estético, desviando a atenção do observador da composição dentária e concentrando-a numa área específica onde existe uma lacuna. O impacto negativo pode ocorrer devido a certos problemas associados aos diastemas. Estes incluem a alteração do tamanho e da morfologia dos dentes (fig. 17), o mau posicionamento, a inflamação das gengivas, etc. Estes factores afectam a aparência do sorriso e a estética de todo o rosto.

Além disso, para algumas pessoas que acreditam na perfeição e seguem as imagens dos media e das redes sociais de um sorriso impecável com dentes brancos alinhados, a presença de um diastema pode constituir um problema para a integração social e a auto-confiança [23,33,62].

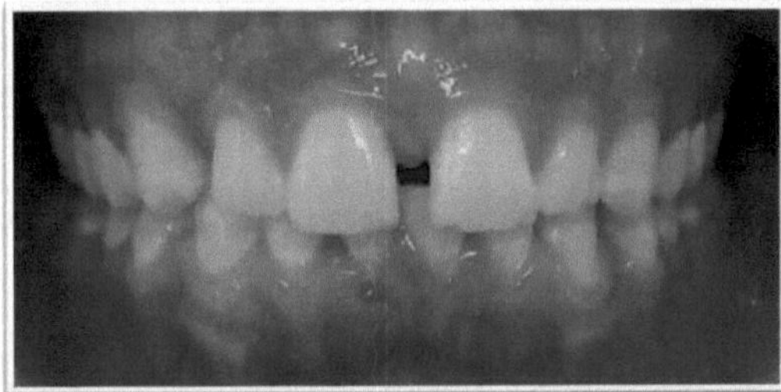

Figura 17. Aspeto inestético dos dentes na presença de diastemas.

2. Danos funcionais

▶ **Preconceito fonético :**

A emissão de determinados fonemas depende da presença dos incisivos e do seu correto alinhamento, após o contacto entre a língua ou os lábios e os bordos livres dos incisivos [94]. Assim, as dificuldades de pronúncia podem surgir na presença de diastemas de larguras variadas, causando perdas significativas de ar durante a fala, ou quando esses diastemas são acompanhados e/ou causados por malposicionamento ou más oclusões significativas que modificam a posição dos incisivos superiores. Os fonemas que podem ser afetados, e cujo som pode mudar na presença de um diastema, são os seguintes [89]:

- Consoantes labio-dentais: como a fricativa labio-dentale sourde (f),

Fricativa labio-dentale voisée (v),

- Consoantes alveolares: como a fricativa alveolar sour (s), etc....

► Outras perdas funcionais :

A presença de espaços interdentários anteriores raramente é problemática, não interferindo realmente com a mastigação e outras funções orofaciais, exceto no caso de más oclusões e parafunções significativas associadas a um diastema, como um gap anterior e/ou interposição lingual, que podem interferir com a deglutição e/ou respiração.

3. Danos nos tecidos de suporte e na saúde oral e dentária

Um diastema inter-incisal pode colocar um problema de bloqueio dos alimentos, o que pode levar a uma inflamação das gengivas.

Além disso, os espaços interdentários requerem uma higiene oral mais ou menos especial: os doentes têm frequentemente de passar mais tempo a escovar e limpar os dentes com mais cuidado. Podem também utilizar escovas interdentais, que acedem melhor ao espaço interdentário do que uma escova de dentes comum.

CAPÍTULO 4: DIASTEMA: DIAGNÓSTICO

Yosra Gassara, Rim Kallala, Zohra Nouira

1. Abordagem de diagnóstico

1.1. O papel do sorriso na estética facial

A descrição do sorriso faz eco da descrição da beleza feita por Picasso: "a beleza cria emoção em quem a vê" [65].

De facto, o sorriso esculpe os traços de personalidade do indivíduo, respeitando a harmonia das curvas e volumes faciais [16].

Com base nestes factos, ao tomar decisões sobre o tratamento do diastema, o dentista deve avaliar os parâmetros faciais e as directrizes do sorriso, que têm uma maior influência na estética facial, para obter bons resultados.

1.2. Análise dento-facial

1.2.1. Anamnese

Devido à etiologia multifatorial dos diastemas, uma análise detalhada da história do paciente, envolvendo antecedentes médicos, dentários e pessoais, é essencial para o sucesso do tratamento a longo prazo. As perguntas incluem:

- Dados pessoais: apelido, nome próprio, idade, profissão, morada, situação familiar ...
- Estado de saúde atual: certas patologias sistémicas podem provocar indiretamente diastemas (diabetes, anemia, etc.).
- Antecedentes médicos e cirúrgicos do doente
- História pessoal e familiar: estado psicológico, fator hereditário

do diastema, noção de hábitos orais nocivos (sucção, etc.)

- História oral: história do traumatismo, noção de disfunção, parafunção, etc.

- Motivo da consulta: frequentemente estético em pacientes com diastemas maxilares anteriores, mas também pode ser funcional.

1.2.2. Perfil psicológico e tipo de corpo

Podemos encontrar um paciente com diferentes traços de personalidade e perfis psíquicos: pode ser descontraído, cooperante e motivado, ou difícil de abordar, por vezes exigente, e assim por diante.

Segundo Nevrezé, existem três tipos morfológicos que correspondem a 3 formas faciais, reflectindo a personalidade do paciente e envolvendo a morfologia dos seus dentes;

O 1er tipo é carbocalcico: este tipo é caracterizado por uma musculatura robusta e dentes quadrados.

O segundo tipo é fosfocálcico: o biótipo mais comum, corresponde a dentes alongados.

O terceiro tipo é fluocalcico: o diâmetro no colo do dente é muito mais estreito do que o diâmetro na borda livre. O dente parece triangular.

1.2.3. Exame exobucal

1.2.3.1. Análise facial global

O dentista é confrontado com um desafio estético. Para o resolver, deve efetuar um exame loco-regional exaustivo, incluindo a boca e os diferentes parâmetros faciais. Esta análise baseia-se na relação de complementaridade e harmonia entre diferentes estruturas como os dentes, os lábios, os músculos, as rugas, os sulcos, etc.

A avaliação de um paciente através da análise do sorriso inclui um componente facial, um componente dentofacial (relação das arcadas e da linha média com a face), um componente dentolabial (relação dos dentes com os lábios), um componente dentogengival (relação dos dentes com a gengiva) e uma análise dentária [11,23]. A análise facial é efectuada utilizando linhas de referência (horizontais e verticais) e planos, a partir dos quais foram desenvolvidos parâmetros padronizados para as vistas frontal e de perfil da face [44].

1.2.3.2. Exame frontal

▶ Fases faciais:

O rosto deve ser fotografado com os lábios ligeiramente abertos e em repouso.

Em geral, o conceito de análise facial consiste em dividir o rosto horizontalmente em três terços iguais para obter um rosto mais atraente e harmonioso (fig. 18).

Estas linhas de referência imaginárias permitem ao médico avaliar corretamente cada terço do rosto em termos de altura e proporção. A parte superior estende-se desde a linha do cabelo até ao topo das sobrancelhas do doente. O segundo terço estende-se desde as sobrancelhas até à ponta do nariz. A parte inferior vai da ponta do nariz até à ponta do queixo. Esta terceira secção é ligeiramente mais larga do que as duas secções superiores num doente jovem sem desgaste oclusal e com uma dimensão vertical normal. No entanto, esta parte pode eventualmente encolher com a idade e desgaste severo [11].

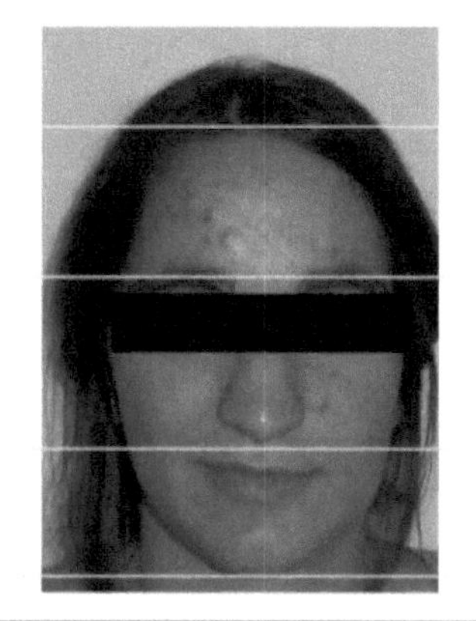

Figura 18. Fotografia mostrando a divisão horizontal da face.

► **Linhas de referência :**

A linha mediana ou eixo sagital mediano: Esta linha divide a face em duas [57]. Ela passa pelo ponto nasion (localizado entre as duas sobrancelhas) e pelo meio do filtro (arco do cupido) [57]. Essa linha é utilizada para avaliar a posição e a orientação da linha interincisal e os desvios transversais na posição dos dentes. Também pode ser usada para avaliar a simetria dos lados direito e esquerdo do paciente. As linhas horizontais (fig. 19 a, b) são :

- A linha bipupilar: passando pelos centros pupilares, esta linha é utilizada para avaliar a direção do plano incisal, o plano oclusal e o contorno gengival da maxila [14].

- Linha bifrícia ou bisourcilar: passa pela parte superior das sobrancelhas

- A linha intercomissural: passando pelas comissuras labiais As linhas horizontais devem ser paralelas entre si (fig. 21, a) e ao plano incisal, e perpendiculares à linha média (fig. 21, b). Quanto mais

essas linhas forem paralelas entre si e perpendiculares ao PSM,
maior será a harmonia geral da face [19].

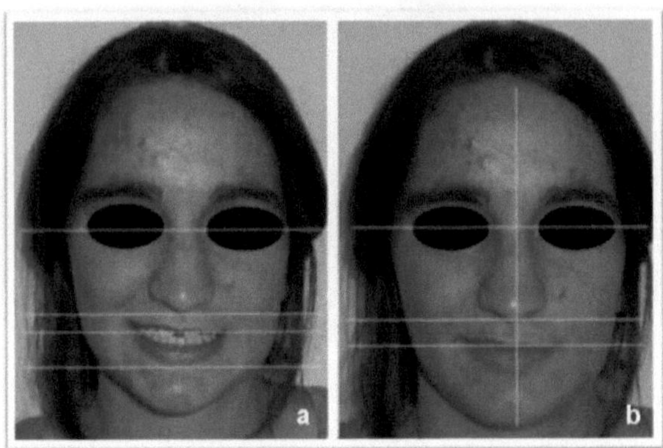

Figura 19. Linhas de referência horizontais num paciente com um diastema maxilar mediano.

1.2.3.3. Exame do perfil

A avaliação do perfil facial não só determina as características verticais, mas também permite ao clínico determinar a relação entre a arcada superior e inferior e a posição dos lábios [23]. O perfil é examinado utilizando :

► **Plano horizontal de Frankfurt:**

Este plano de referência passa através do porion e do ponto infra-orbital. Durante o exame clínico, este plano é paralelo ao horizonte quando o doente está ligeiramente inclinado para a frente. [19].

► **Linha Ricketts E:**

Trata-se de uma linha que analisa a relação dos lábios com o nariz, o queixo e o pescoço [41], traçada da ponta do nariz até à ponta do queixo. É utilizada para avaliar o perfil do paciente, estimando a distância aproximada deste plano ao lábio superior e inferior:

- Em situação normal, esta linha passa 4 mm à frente do lábio superior e 2 mm à frente do lábio inferior [19]. Este é o perfil harmonioso ou reto (fig. 20, a).

- Perfil facial "côncavo" (fig. 20, c), os lábios são mais estreitos do que na primeira posição. O nariz parece maior. O rosto é envelhecido, as bochechas são recuadas e a boca é recessiva. Um perfil côncavo pode exigir uma posição mais proeminente das restaurações definitivas dos dentes anteriores, enquanto um perfil mais convexo pode exigir uma posição mais retraída das restaurações definitivas [11].

- Perfil facial "convexo" (fig. 20, b): os lábios estão mais próximos da linha "E", por vezes até a tocam. Esta configuração é preferida pelos pacientes, uma vez que o rosto parece mais jovem e faz lembrar o perfil de uma criança [65].

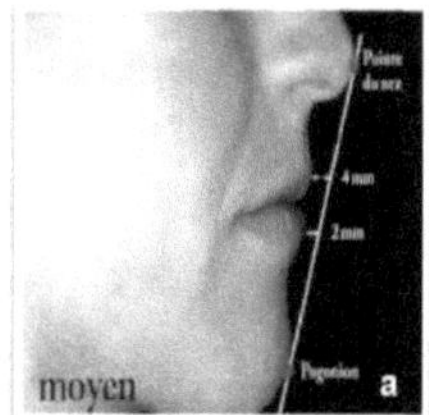

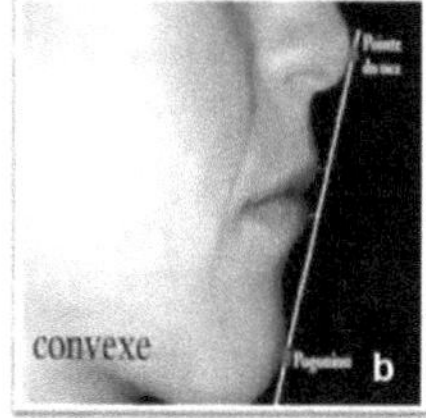

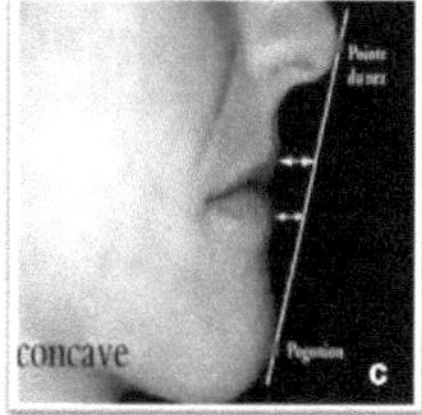

Figura 20. Perfis faciais de acordo com o padrão de referência de Ricketts [65].

Na presença de diastemas, o perfil facial é avaliado (fig. 21). Pode ser encontrado um dos perfis faciais apresentados acima.

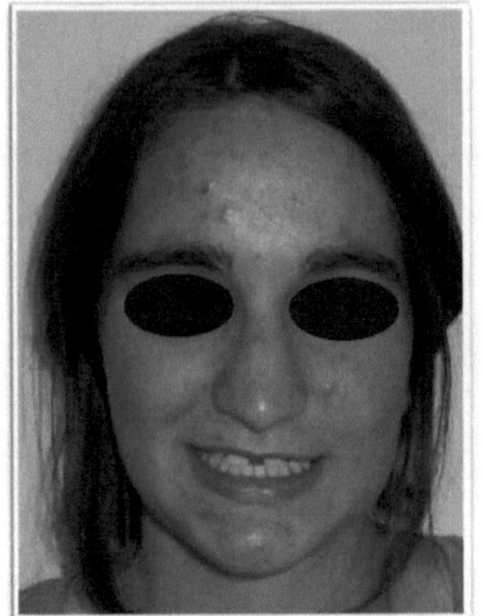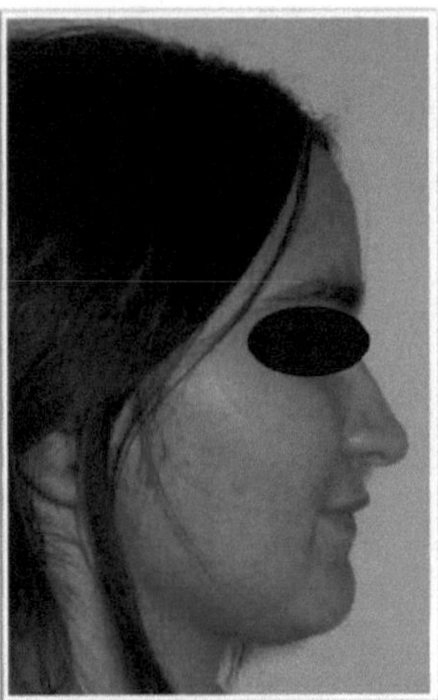

Figura 21. Perfil de um paciente com um diastema mediano.

▶ **Nasolabialangle:**

Este ângulo inclui o nariz, um elemento importante na estética facial. O ângulo naso-labial é formado pela intersecção das seguintes linhas imaginárias: a linha que une o ponto sub-nasal e o ponto mais anterior do lábio superior, e a linha deste mesmo ponto sub-nasal tangente ao bordo inferior do nariz [18].

As médias anatómicas variam com o género. Assim, para o tipo normo divergente, encontram-se os seguintes valores: 90-100° para os homens e 100-120° para as mulheres [65]. Este ângulo representa um elemento importante a ter em consideração no diagnóstico dos diastemas (fig. 22).

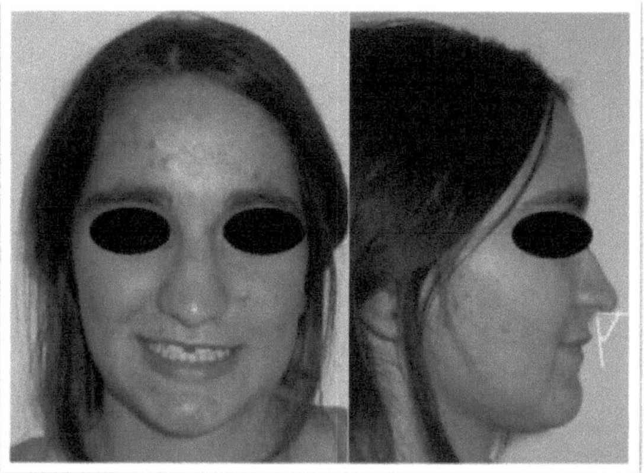

Figura 22. O ângulo nasolabial na presença de um diastema medial.

1.2.3.4. Análise dento-labial

Uma vez concluída a análise facial, concentramo-nos no terço inferior da face, onde estão localizados os lábios e os dentes. A avaliação dos dentes anteriores maxilares e dos lábios, e as relações entre estas estruturas, é de importância crucial no tratamento dos diastemas anteriores maxilares. É o elemento chave da análise do sorriso, que posteriormente determinará a integração estética e biológica da restauração e a sua adaptação aos parâmetros geométricos e arquitectónicos dos dentes anteriores [23].

► **Lábios:**

Um paciente com um diastema pode ter um contexto labial particular. Por conseguinte, é importante avaliar os lábios, uma vez que estes enquadram a boca.

Movimento dos lábios: O movimento labial, especialmente do lábio superior, é importante no diagnóstico de diastemas. Avaliado durante a fala ou o sorriso (não forçado), ele ajuda o clínico a determinar o grau de exposição dos dentes e das estruturas gengivais, e a posição da borda incisal (fig. 23) [19,23].

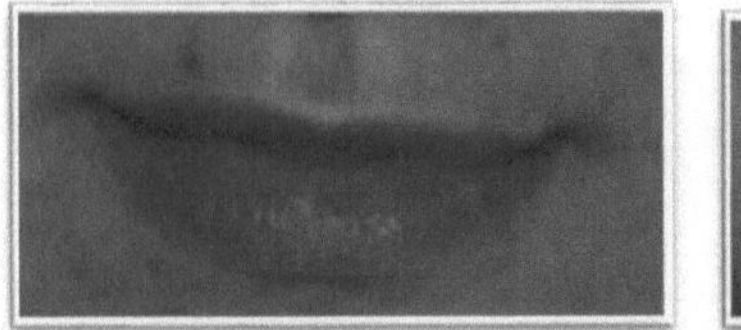 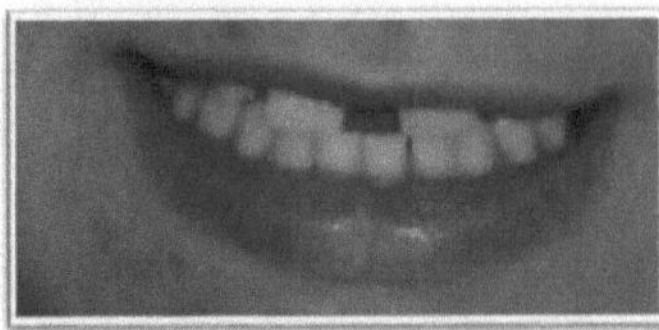

Figura 23. Fotografias mostrando a mobilidade labial, em duas situações diferentes, na presença de diastemas interincisais maxilares.

Altura do lábio superior: Também é importante avaliar a altura do lábio superior, uma vez que esta determina o grau de exposição incisal.

▶ Simetria dentária:

Naturalmente, os dentes nunca são perfeitamente simétricos. O princípio da simetria se aplica próximo ao plano sagital mediano, e longe dele um certo grau de assimetria seria aceito. A simetria também é mais exigida para os incisivos centrais, que estão mais próximos da linha média interincisal do que os outros dentes [19].

▶ Exposição do dente em repouso, ou exposição incisal:

Em repouso, este valor situa-se entre 2 e 4 mm. Ao sorrir, todos os dentes anteriores, incluindo os pré-molares superiores, devem ser exibidos com uma exposição gengival de cerca de 1 a 2 mm.

▶ Curva incisal ou plano frontal estético:

É uma linha que une o bordo oclusal dos dentes do grupo incisivocanino. Apresenta 3 formas: convexa, caraterística de um sorriso jovem (fig. 24, a), plana (fig. 24, b) e côncava (fig. 24, c), que marca o desgaste dentário ou uma diferença anormal de comprimento entre o canino e o incisivo (mau posicionamento, egressão) e, portanto, o envelhecimento do sorriso (fig. 24).

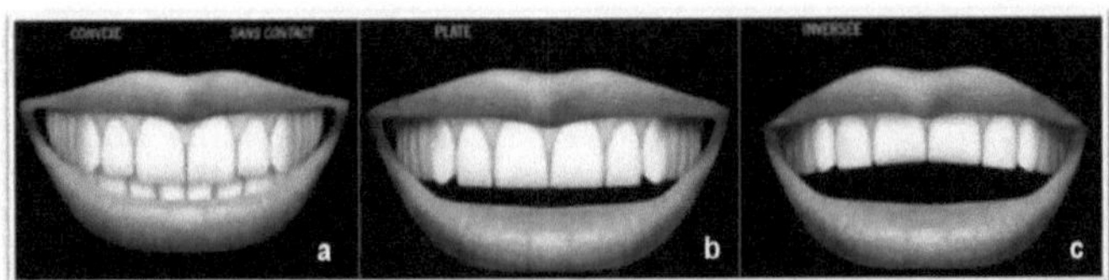

Figura 24. A curva frontal estética com as suas três variantes: (a) convexa, (b) plana, (c) côncava [28].

Ao avaliar a posição do bordo do incisivo maxilar, há uma série de factores importantes que devem ser tidos em conta

- A maioria dos autores refere que o plano incisal deve ser visível em média 2 a 4 mm abaixo do lábio superior quando os lábios estão em repouso (fig. 25, a) [23].
- Ao sorrir, as pontas incisais e as pontas dos caninos superiores devem tocar ligeiramente ou aproximar-se o suficiente do lábio inferior (fig. 25, b) [23].

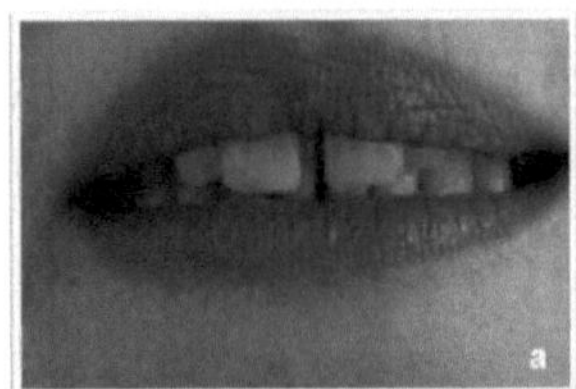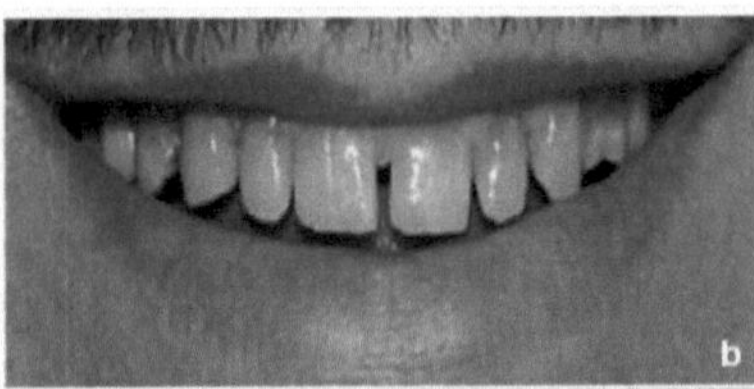

Figura 25. Avaliação da posição da borda incisal em repouso (a), durante o sorriso (b) [23].

- Existem outros pontos de referência para a orientação correcta do plano incisal anterior Ponto de referência anatómico: paralelismo com a linha bipupilar.

Pista fonética: na posição sentada em repouso, com a cabeça erguida, a pronúncia das letras "M", "p", "b", "f" e "v", bem como do fonema "S", desempenha um papel importante na determinação do plano incisal anterior.

▶ Largura do sorriso:

A análise da largura do sorriso (que varia entre 6 e 14 dentes), serve de guia na preparação dos dentes para próteses fixas, e influencia a extensão das restaurações a efetuar posteriormente [19].

▶ A linha do sorriso:

Trata-se de uma linha imaginária traçada ao longo das bordas incisais dos dentes frontais superiores. A sua posição é idealmente sobreposta à curvatura do lábio inferior durante o sorriso [23]. Esta linha ajuda o profissional a determinar a necessidade de alongamento coronal ou remodelação gengival antes de iniciar qualquer tratamento restaurador.

Existem 3 tipos de linhas de sorriso, de acordo com Tjan et al (fig. 26) [76]:

Baixa: exposição de menos de 75% dos dentes

Médio: entre 75% e 100% dos dentes são visíveis, juntamente com as papilas.

Alto: 100% dos dentes visíveis, mais uma tira de gengiva. Este sorriso é designado por gengival ou "gengiva sorriso" [65].

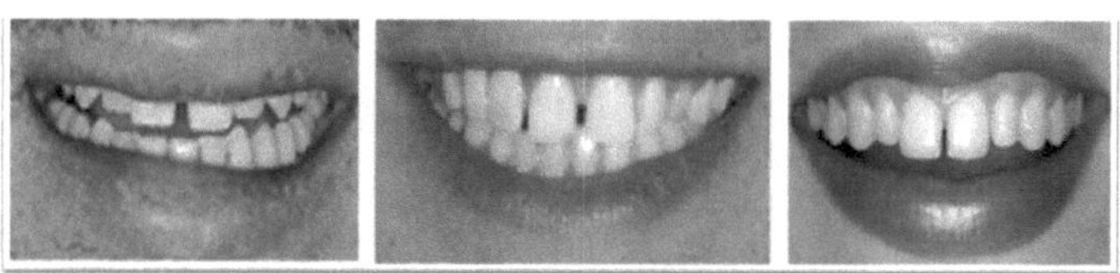

Figura 26. Avaliação da linha do sorriso.

▶ O corredor labial (ou espaço negativo):

É o espaço escuro entre as superfícies vestibulares dos dentes superiores e as comissuras labiais. Este espaço negativo confere profundidade e mistério ao sorriso (fig. 27) [23].

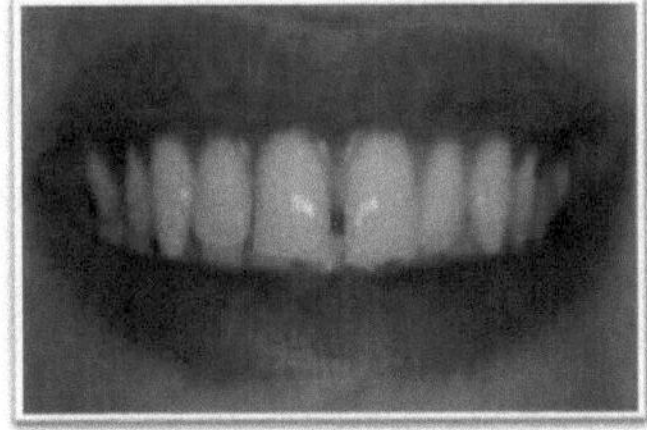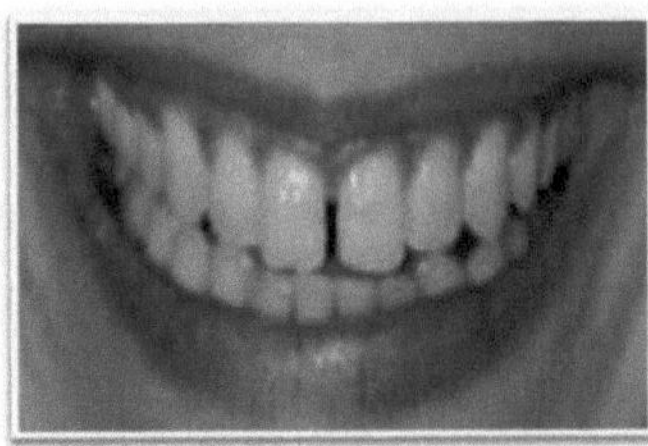

Figura 27. Aspeto do corredor bucal: estreito (a), largo (b) [23].

1.2.4. Exame endobucal

1.2.4.1. Exame das mucosas

Este exame é utilizado principalmente para detetar possíveis etiologias gengivais ou periodontais de diastemas. Envolve a inspeção e a palpação da cavidade oral e da orofaringe.

Exame da língua e do pavimento oral; o aspeto da mucosa deve ser avaliado, bem como a posição da língua em repouso e durante a função; uma língua abulosa ou mal posicionada pode contribuir para a formação de diastemas interdentários. No caso de diastemas múltiplos, podem ser encontradas numerosas impressões dentárias na língua (fig. 28).

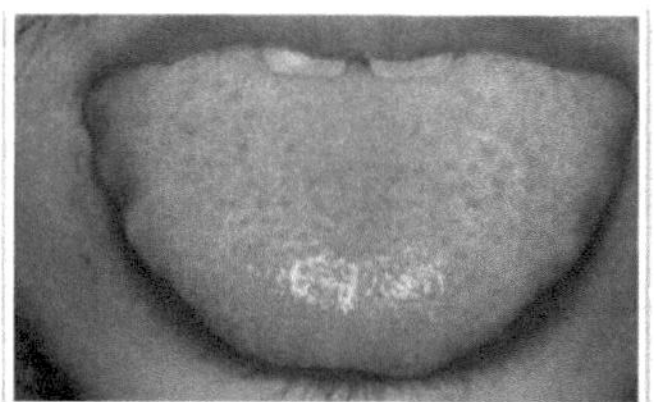 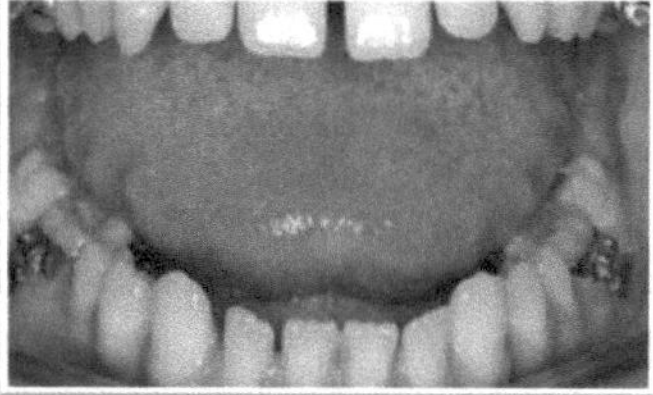

Figura 28. Indentações nos bordos da língua devido a diastemas [23].

Exame da mucosa jugal e palatinaExame dos freios :

Os travões podem causar diastemas e impedir o controlo da placa, quer por serem puxados ou inseridos incorretamente.

Mais especificamente, devemos nos concentrar no exame do frênulo labial superior, que, por ter uma inserção profunda, pode causar um diastema maxilar medial. O diagnóstico de um frênulo labial maxilar anormal é importante, pois determina a necessidade de uma frenectomia.

A sua má inserção pode ser diretamente visualizada durante o exame intra-oral, ou com a manobra de elevação do lábio superior, conhecida como teste de branqueamento [1]. Este é um teste de diagnóstico simples que pode prever se existe um contacto normal próximo entre os incisivos ou se existe um travão de inserção elevado a puxar a gengiva (fig. 29) [23].

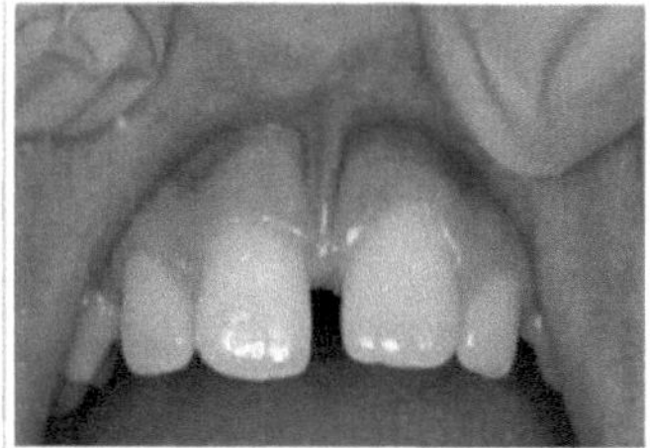 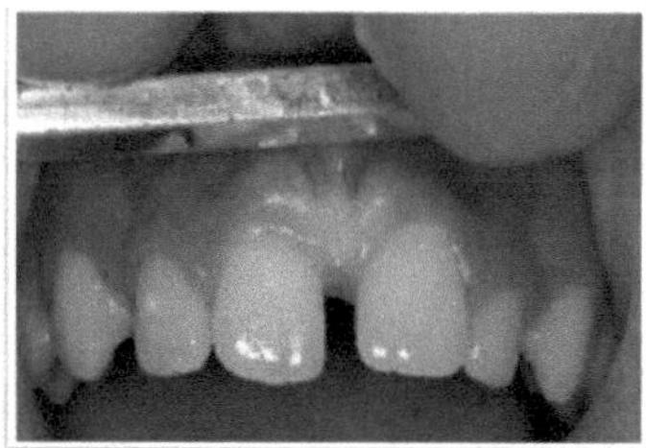

Figura 29. Ensaio com lixívia [23].

45

Este problema de inserção frenal também pode ser verificado radiograficamente através da deteção de uma fissura óssea significativa entre os incisivos centrais [23].

1.2.3.5. Exame periodontal

▶ Avaliação da higiene

A falta de higiene é uma contraindicação relativa às próteses fixas. Os pacientes com má higiene devem ser motivados e deve ser elaborado um plano de tratamento periodontal, com uma fase de reavaliação para verificar o nível de controlo da placa bacteriana.

▶ Exame das gengivas [19]:

A gengiva é examinada com um espelho e uma sonda periodontal (fig. 30).

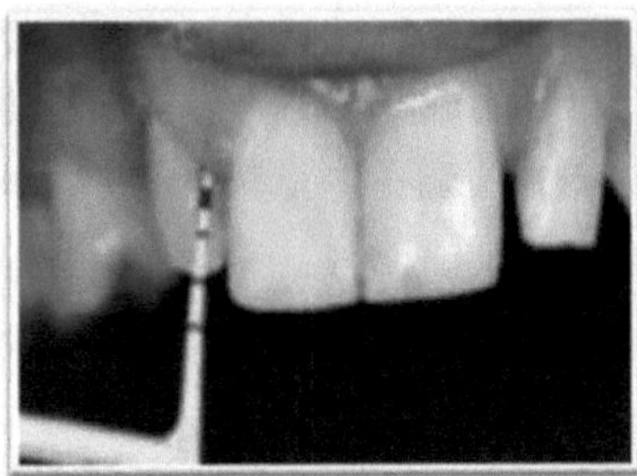

Figura 30. Exame do periodonto por sondagem [23].

O ambiente gengival é de importância crucial no tratamento de diastemas ântero-superiores. A gengiva proporciona um ambiente biológico para os dentes e futuros aparelhos de restauração. Também determina a aparência estética do sorriso, com os seus contornos regulares e morfologia limpa.

Exame da gengiva aderente :

Para manter a integridade do dente e dos tecidos peri-dentários (osso alveolar, desmodonte), e protegê-los das agressões mecânicas e dos traumatismos (bolo alimentar, escovagem, etc.), a gengiva aderente deve ter uma altura mínima de 3 mm.

- Qualidade dos tecidos de suporte, biótipo periodontal :

Existem 2 tipos morfológicos de periodonto superficial:

- Periodonto espesso e plano: com altura normal ou reduzida das coroas clínicas, arquitetura pouco recortada, dentes bastante quadrados e processos alveolares espessos (fig. 31, a).

- Periodonto fino e recortado: com altura aumentada das coroas clínicas, arquitetura altamente recortada, dentes triangulares e superfícies alveolares salientes dos processos: A gengiva fina revela estruturas subjacentes transparentes: Trata-se de uma gengiva frágil que requer muitos cuidados aquando do fabrico da prótese (fig. 31, b).

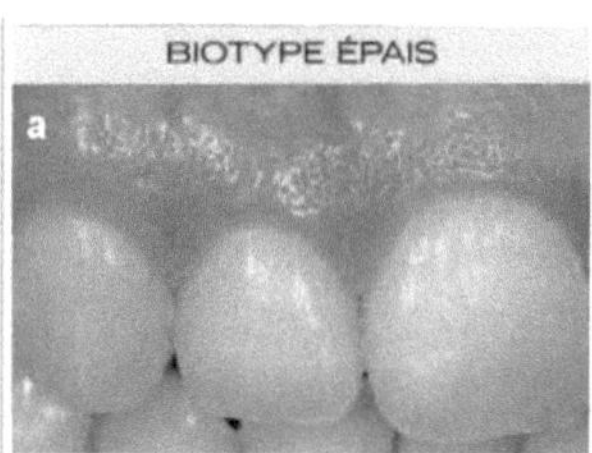

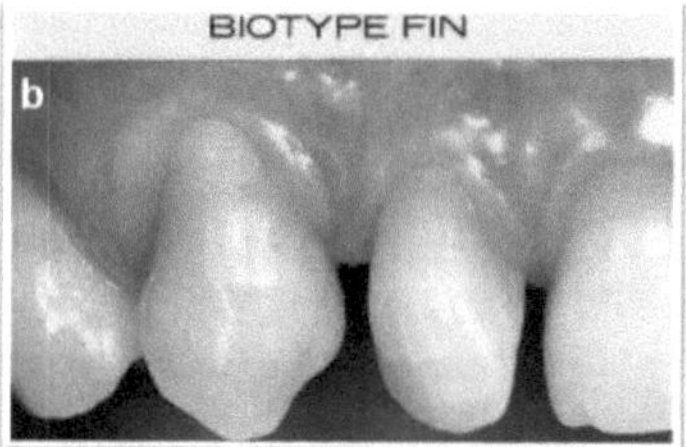

Figura 31. Biótipos periodontais: (a) espesso, (b) fino [19].

▶ **Vieiras gengivais e linha do colarinho:**

Os festões gengivais, ou os colos dos incisivos centrais e dos caninos, situam-se na mesma linha, enquanto os colos dos incisivos laterais são geralmente 1 mm mais coronais. O nível dos pescoços deve ser simétrico em ambos os lados do plano sagital mediano.

A linha do pescoço corresponde à linha que une os pescoços dos incisivos centrais e dos caninos superiores (fig. 32).

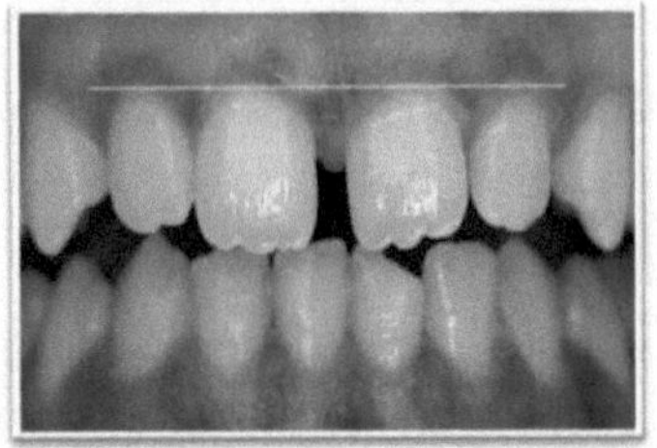 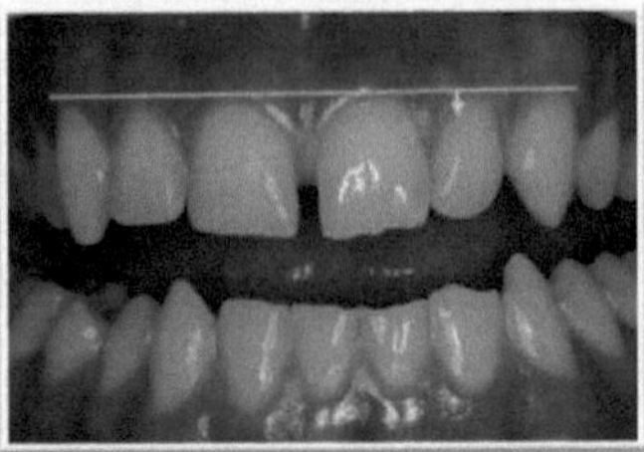

Figura 32. A linha do pescoço, perfeitamente posicionada em (a), com um
desvio dos pescoços dos incisivos laterais em (b) [23].

► **Zénites gengivais:**

A localização do ponto zenital é outra consideração importante no
fecho do diastema, sendo a sua forma e localização determinadas
pela anatomia e contorno dos dentes. Em condições anatómicas
normais, a localização do ponto zenital é ao nível do ponto mais apical
do festo gengival, deslocado distalmente a partir do meio do dente,
resultando num colo dentário excêntrico de forma triangular (fig. 33)
[72].

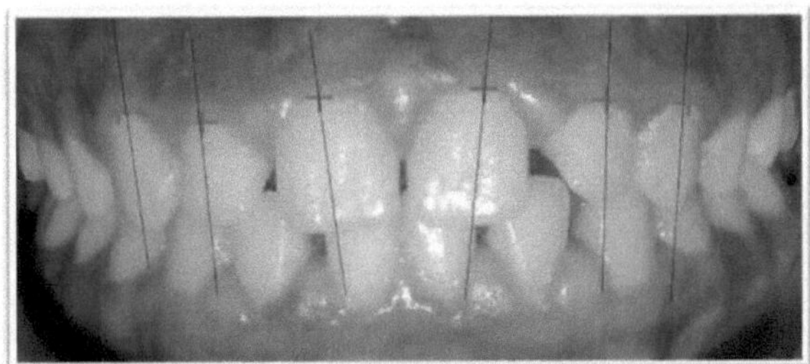

Figura 33. Avaliação dos zénites gengivais.

► **Papilas interdentais:**

A arquitetura gengival recortada é caracterizada pela presença de
papilas nos espaços interdentários. A presença de diastemas está

quase sempre associada à atrofia das papilas interdentárias ou à sua ausência (fig. 34), muitas vezes ligada à ausência do ponto de contacto interdentário [23]. Uma das dificuldades encontradas quando se fecha um diastema é deixar um espaço gengival excessivamente largo, muitas vezes referido como o triângulo negro. Consequentemente, o fecho dos espaços gengivais seria outro imperativo na lista de verificação estética do profissional, que deve, por sua vez, assegurar o desenho e a colocação adequados do ponto de contacto para evitar triângulos negros [23].

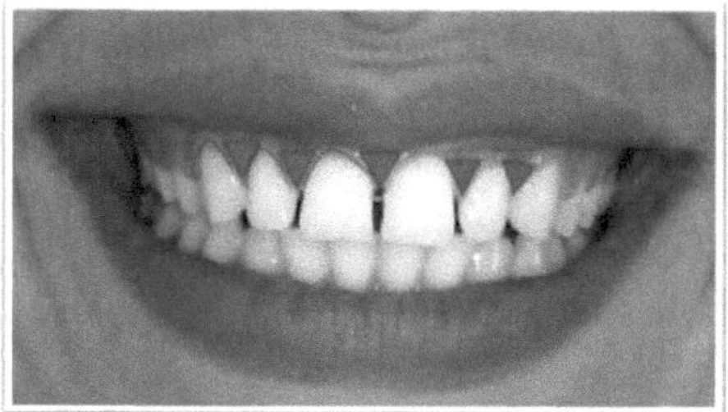

Figura 34. Avaliação da papila interdental.

1.2.3.6. Exame dentário

Em princípio, o clínico deve ter um conhecimento adequado da forma, características e cor dos dentes e da sua relação com as estruturas circundantes, e deve transferir corretamente toda esta informação para facilitar o fabrico das restaurações finais [23].

▶ **Fórmula dentária**

Verificar a presença de dentes temporários ou supranumerários que provoquem um diastema, ou de dentes em falta devido a: cárie, agenesia, inclusão, traumatismo, doença periodontal...
Devemos também verificar as patologias dos órgãos dentários:

lesões cariosas, desgaste avançado (por exemplo, no bruxismo) que pode causar um diastema, abrasões (localizadas ou generalizadas), versões, rotações, egressões, mobilidades, malposições...

▶ Exame do arco

Uma forma: Em forma de U ou de V, etc.

▶ Morfologia dentária (índice Le Huche)

Podemos distinguir 3 formas básicas: dentes quadrados, ovóides (ovais) ou triangulares (cónicos) [19].

▶ Dimensões relativas dos dentes: altura e largura

A criação de uma proporção dentária única e ideal é essencial na correção de diastemas, uma vez que pode ocorrer um desequilíbrio na proporção entre um dente restaurado e um dente natural, comprometendo a estética do tratamento [23]. O clínico determina o tamanho do dente usando um instrumento apropriado (um paquímetro) (fig. 35) [23].

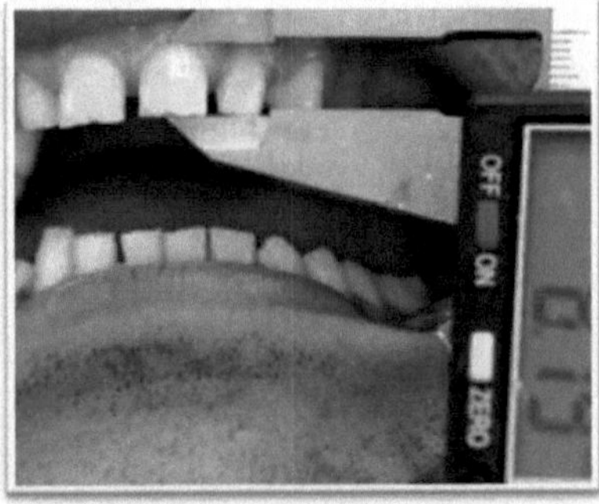

Figura 35. Medição das dimensões dos dentes com um paquímetro [23].

▶ Proporções relativas dos dentes

Levin mostrou que, a partir de um hemi-sorriso (comissura labial do filtro), é possível deduzir a largura ideal do bloco anterior e a largura ideal do incisivo central [49]. O autor ilustrou este conceito através da criação de grelhas para medir a largura ideal do bloco anterior durante o sorriso, e para deduzir a largura ideal do incisivo central superior: é a tabela de Levin (fig. 36) [65]. Mede-se o comprimento X do hemi-sorriso, sendo que o bloco anterior mede 61,8% deste último (valor da proporção áurea). A largura do incisivo central é de 31% do hemi-smile. O canino representa 61,8% da largura (vista frontal) do incisivo lateral, que por sua vez representa 61,8% da largura (vista frontal) do incisivo central [65].

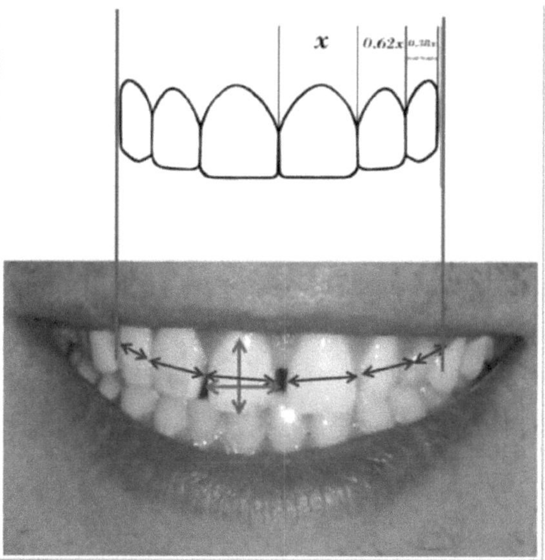

Figura 36. Aplicação do diagrama de Levin com diastemas anteriores.

▶ Posição e alinhamento dos dentes

Alinhamento axial/inclinação :

No plano frontal, a inclinação dos dentes aumenta dos incisivos centrais para os pré-molares. O eixo do incisivo central é praticamente vertical, enquanto o eixo do canino é muito mais inclinado na direção mesial distal, do colarinho para o bordo livre. Na presença de um diastema, os incisivos centrais são frequentemente ligeiramente inclinados, se é que o são, ou invertidos (eixos convergentes) (fig. 37) [19].

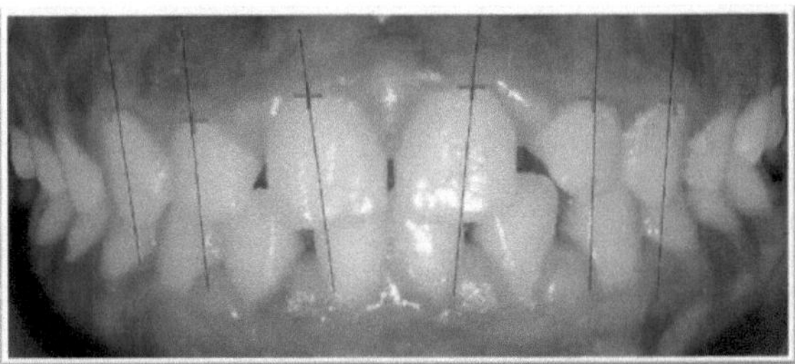

Figura 37. Inclinação dos eixos dentários na presença de diastemas medianos.

Alinhamento horizontal [6]

A disposição horizontal dos dentes anteriores é determinada pela curva frontal estética ou curva incisal. De facto, os incisivos centrais devem estar alinhados ou, pelo menos, parecerem ligeiramente mais compridos do que o canino, seguindo a arcada incisal.

▶ Propriedades ópticas

A translucidez e outros parâmetros ópticos como o brilho, a tonalidade e a saturação devem ser tidos em consideração no tratamento dos diastemas. Estes parâmetros variam consoante o tecido mineral envolvido (dentina/esmalte) e alteram-se à medida que se avança do colarinho para o bordo incisal.

► **Pontos de contacto e embrasures**

Antes de qualquer intervenção, incluindo a restauração de diastemas, a localização e a qualidade do tecido mole que circunda o dente devem ser levadas em consideração [15]. A restauração deve, portanto:

- Limpar as embrasuras cervicais, vestibulares, oclusais e linguais. Respeitando a arquitetura de cada embrasura [19]; entre os incisivos centrais, a embrasura oclusal é estreita (ângulo fechado), avançando em direção ao canino, a embrasura aumenta de volume e o ângulo torna-se cada vez mais aberto.

- Restaurar as papilas e respeitar a distância entre os dentes vizinhos, bem como os pontos de contacto para imitar a morfologia dos dentes e assegurar uma boa higiene, evitando o bloqueio proximal dos alimentos.

O papel dos pontos de contacto é estabilizar os dentes no plano horizontal e evitar bloqueios de alimentos. A localização dos pontos de contacto depende diretamente das linhas de contorno proximais de cada dente, bem como dos dentes adjacentes [19].

1.2.3.7. Exame da oclusão

Durante a função oclusal, as duas arcadas chocam entre si, e distinguimos entre uma posição estática (OIM) e uma posição dinâmica.

► **Oclusão estática (fig. 38):**

- Classe de ângulo (canino e molar)

- Overjet e overbite (valor fisiológico em torno de mm)
- A coincidência de ambientes inter-incisivos
- Posições de referência: IOM /ORC

- Anomalias intra e inter-arcos Planos de mordida

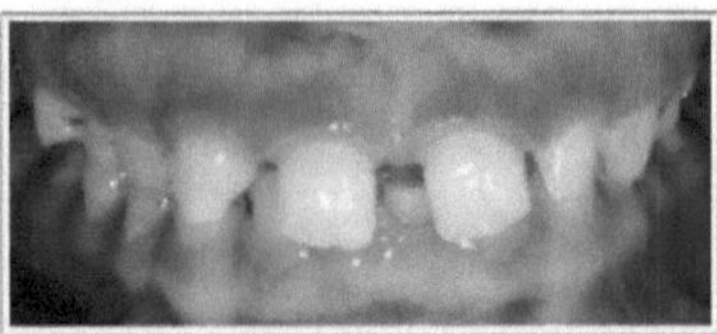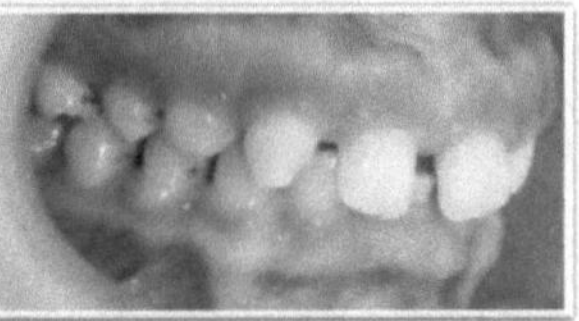

Figura 38. Exame da oclusão estática [13].

▶ **Oclusão dinâmica (fig. 39):**

■ **Guia anterior**: Podem surgir 3 situações clínicas;

- Funcional: pelo menos um incisivo ou par incisivo-canino de cada lado da linha média com contacto pontual durante o movimento de propulsão, com deslizamento harmonioso dos bordos livres dos incisivos inferiores sobre as superfícies palatinas dos seus antagonistas superiores, acompanhado de desoclusão posterior.

- Afuncional: ausência de contacto anterior durante o movimento de propulsão mandibular; em caso de lacuna, abrasão, falta de dentes...

- Disfuncionais: presença de contacto anterior não distribuído ao longo da linha média sagital, interferência posterior e/ou deslizamento das faces vestibulares dos incisivos nos bordos livres dos incisivos (por exemplo, na classe 2 div2).

■ Movimento lateral

- Movimentos laterais direito e esquerdo no plano horizontal (proteção canina, proteção de grupo ou função de grupo)

- Pesquisa de possíveis interferências

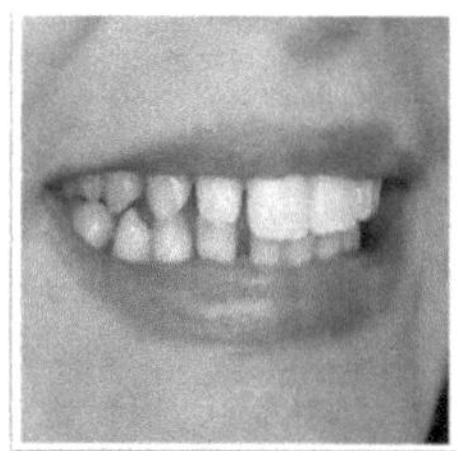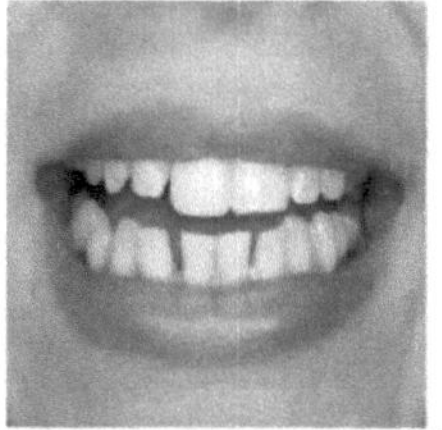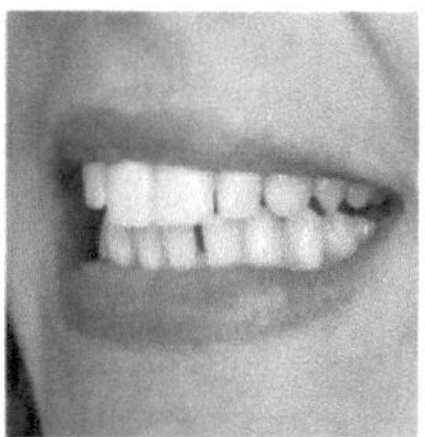

Figura 39. Lateralidade direita (a), dentes com sobremordida (b) e
lateralidade esquerda (c) [20].

1.2.3.8. Exame de peças vazadas

Este exame é precedido da recolha de uma impressão e da criação
de um modelo de estudo (documento forense).

A análise dos moldes de estudo permite-nos :

► **Separados**

- Determinar a forma dos arcos ...

- Procurar malposições, rotações e abrasões dentárias associadas a diastemas

- Visualizar os eixos dos dentes de suporte, o alinhamento dos colares dentários...

► **Montado em articulador :**

- Determinar o overjet, a sobremordida, a coincidência dos meios inter-incisivos, as egressões, as versões, o HOPU, a oclusão estática e dinâmica

NB: Os moldes de estudo podem ser utilizados para produzir modelos de cera que, no caso de restauração protética fixa de diastemas, serão utilizados para estudar a viabilidade do projeto protético e verificar as dimensões relativas dos dentes.

1.2.4. Outros testes

1.2.4.1. Controlo radiológico [23,81]

Um exame radiológico fornece imagens pormenorizadas da morfologia da raiz e dos níveis ósseos, e pode incluir uma :

- Radiografia panorâmica: visualização global de todos os dentes

- Avaliação retroalveolar: permite a visualização do dente e do tecido circundante para avaliar o seu estado periodontal e prognóstico; nível da crista óssea, periodonto profundo, relação CR/RR... (fig. 40).

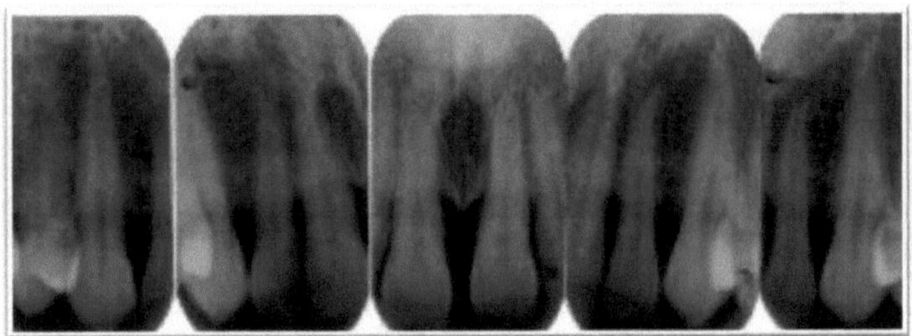

Figura 40. Radiografias retroalveolares maxilares com um diastema mediano [73].

- Tomografia digital: permite identificar os locais de implantação aquando do tratamento de diastemas com implantes.

- Telerradiografia de perfil: fornece informações sobre a posição anterior e posterior da maxila ou da mandíbula (classes esqueléticas), bem como a posição dos incisivos (proalveolus) e o perfil esquelético do paciente.

1.2.4.2. Revisão fotográfica

A fotografia em medicina dentária tornou-se uma ferramenta essencial e existe uma vasta escolha de ferramentas clássicas e de alta tecnologia.

Tecnologia moderna e avançada [50]. Existem 3 categorias de câmaras: compactas, de ponte ou SLR.

Em medicina dentária, as câmaras Reflex são as mais potentes, permitindo-nos tirar fotografias intra-orais de alta qualidade. Estas podem ser visualizadas diretamente no computador, com a possibilidade de correção imediata ou de obter novas imagens se as que foram tiradas não forem válidas.

1.2.4.3. Outras ferramentas de análise e diagnóstico
[18,19,44,72]

▶ **Software digital :**

Os médicos podem efetuar uma análise informatizada e detalhada dos seus casos clínicos e elaborar um plano de tratamento eficaz de forma rápida, fiável e com base em critérios cientificamente comprovados.

Isto é conseguido através de software utilizado em medicina dentária estética, que são muitos e que continuam a evoluir, incluindo: **Digital Smile _Design_®,** que representa o melhor software de medicina dentária estética, utilizado por 55.000 dentistas em todo o mundo.

Outros softwares, como o **Smiletron®, GPS® (guia e posiciona o seu sorriso), Photoshop Smile Design®** (fig. 41, a)**, Aesthetic Digital Smile Design®, ClinCheck®** (fig. 41, b)**, _Keynote_® e _Powerpoint_®...**

O princípio subjacente a estes programas de software consiste em desenhar linhas e formas de referência em fotografias digitais extra-orais e intra-orais. Com base nos dados recolhidos, efectuam uma análise completa do sorriso e propõem ao profissional uma solução adequada e personalizada, permitindo-lhe determinar o plano de tratamento ideal. A utilização deste software torna o diagnóstico mais eficaz e rápido, e o plano de tratamento mais coerente, poupando tempo, materiais e custos durante o tratamento.

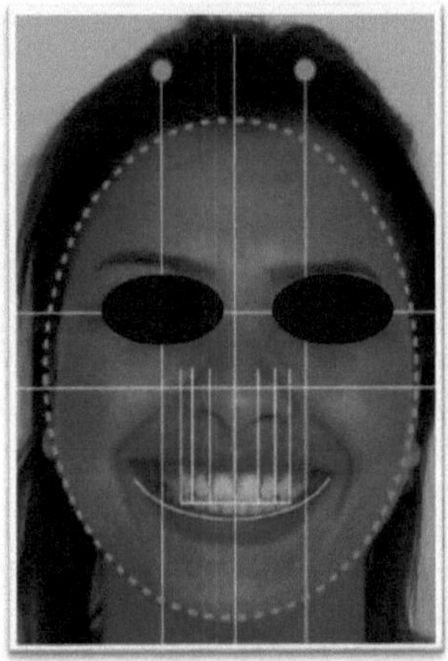

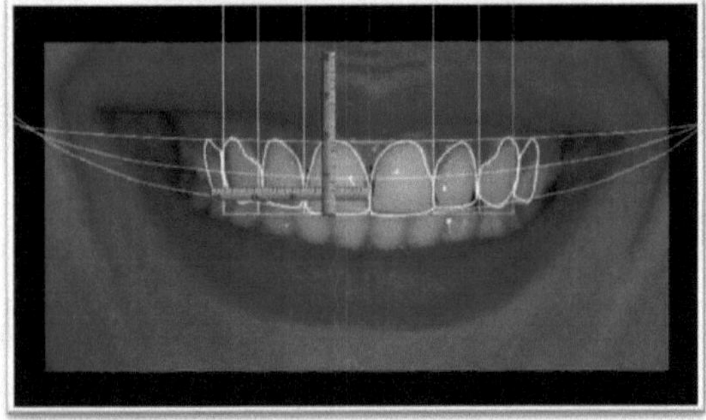

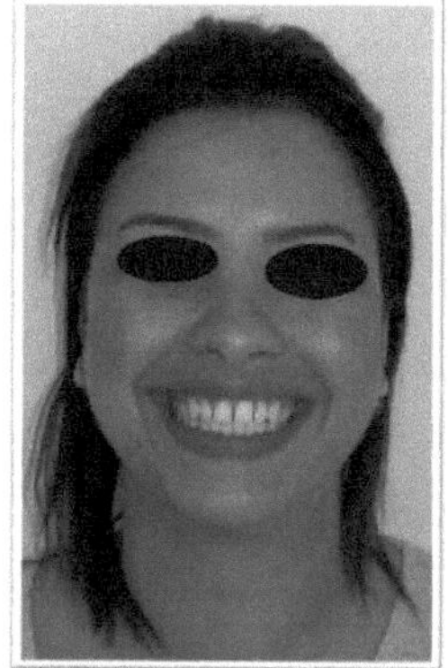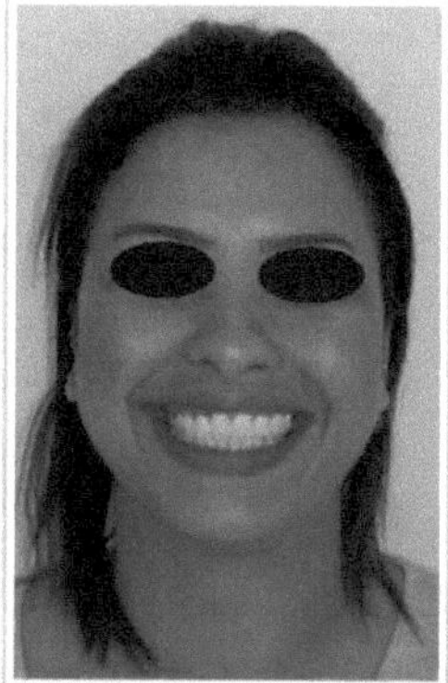

Figura 41. Análises digitais utilizando o Powerpoint®.

CAPÍTULO 5: DIASTEMA: TRATAMENTO

Yosra Gassara, Rim Kallala, Zohra Nouira

1. Gradiente terapêutico

Nos últimos anos, a medicina dentária estética tem-se orientado para métodos menos invasivos. Neste contexto, G. Tirlet e JP. Attal propõem o conceito de "gradiente terapêutico" (fig. 42), que classifica os métodos de tratamento num eixo horizontal, do menos ao mais mutilante. Neste eixo, a ortodontia é considerada a menos invasiva, enquanto as coroas periféricas são as mais invasivas. As facetas de cerâmica situam-se algures no meio [52].

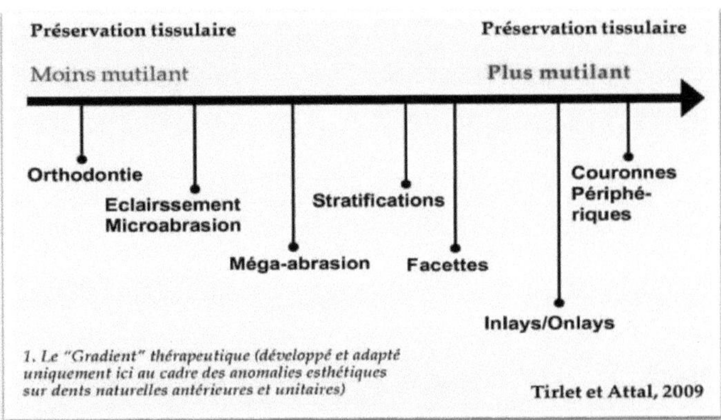

Figura 42. O gradiente terapêutico segundo Tirlet e Attal (2009) [83].

O fechamento de diastemas ântero-superiores em Odontologia pode ser obtido por meio de tratamento ortodôntico, sendo muitas vezes o tratamento de escolha, principalmente em pacientes mais jovens. No entanto, existem muitas situações em que o tratamento ortodôntico não resolve o problema, sendo necessário recorrer a outras modalidades de tratamento.

2. Árvore de decisão, Aplicação do gradiente terapêutico

T tratamento de diastemas maxilares anteriores em adultos deve centrar-se principalmente no gradiente terapêutico, seguido de uma decisão planeada de acordo com cada etiologia, adaptando-se a gestão adequada. (fig. 43)

Para além dos factores etiológicos, durante o diagnóstico devem ser tidas em conta considerações de ordem temporal e estética. O médico deve também ter em conta parâmetros relacionados com o paciente, incluindo as suas necessidades, exigências (a maioria das quais estéticas), cooperação, disponibilidade e meios financeiros.

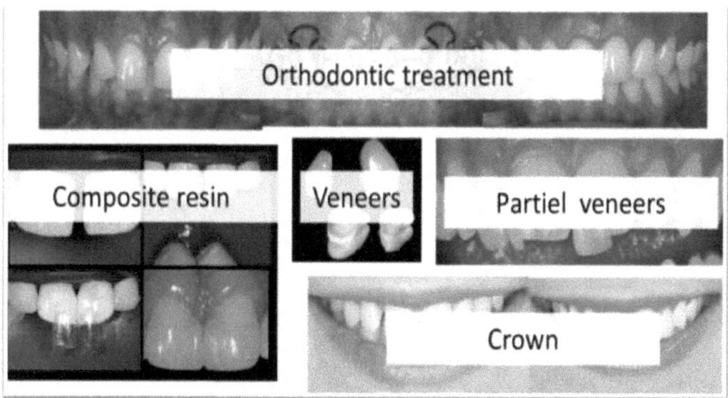

Figura 43. Diferentes tratamentos para diastemas

3. Tratamentos comportamentais

3.1 Hábitos orais nocivos

Antes de iniciar qualquer tratamento de diastemas em pacientes com parafunções ou hábitos orais nocivos, seria essencial eliminar esses hábitos, pois podem comprometer a durabilidade do resultado terapêutico a longo prazo e evitar o risco de recorrência do diastema (especialmente após tratamento ortodôntico...). A correção é conseguida através de uma reeducação ativa ou passiva (pérola de Tucat, grelha anti-lombar, educador funcional, etc.).

3.2 Bruxismo

Em caso de bruxismo, é necessário equilibrar a oclusão e proteger os dentes com uma tala.

4. Tratamento periodontal

4.1. Indicações

- No caso de doença periodontal (avançada) que resulta na destruição parcial ou subtotal do sistema de inserção do dente, levando à migração patológica do dente, o tratamento periodontal é necessário para promover o fechamento do diastema após a cicatrização óssea e periodontal [73].

- Frenectomia labial: No caso de um frénulo labial patológico (mal inserido/hipertrófico), considera-se a frenectomia labial [23,41,55].

- A frenectomia labial fecha com sucesso certos diastemas mediais. No entanto, noutros casos, este procedimento está condenado ao fracasso por duas razões:

- Ou o espaço criado pelo freio é muito grande e o diastema não se fecha espontaneamente após a frenectomia. Isso pode ser explicado pela seguinte hipótese: os caninos já erupcionaram e não há força eruptiva que tenda a deslocar os dentes [79].

- Ou o tamanho dos incisivos superiores é um pouco menor do que deveria ser idealmente para preencher todo o espaço anterior, de modo que, mesmo que os incisivos centrais sejam aproximados, ainda haverá uma porção de espaço que terá de ser preenchida por restaurações dentárias para dar aos dentes um tamanho adequado. Nesses casos, a colaboração com outras disciplinas é necessária para superar esse problema [79].

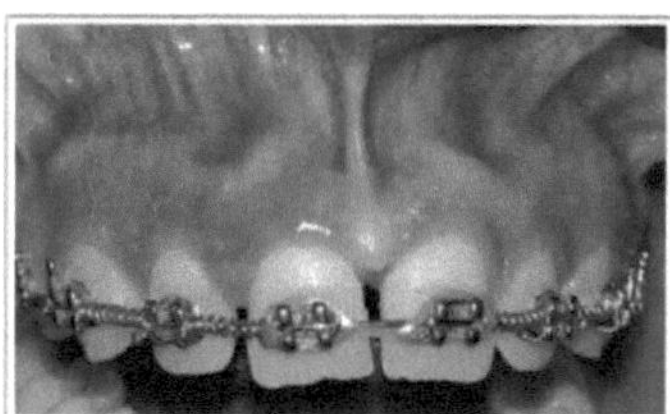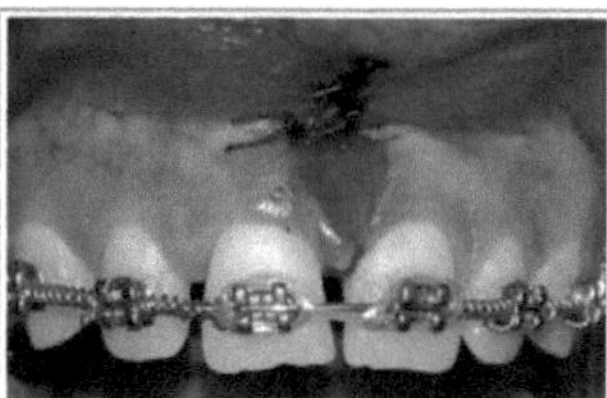

Figura 44. Frenectomia labial

5. Tratamento cirúrgico

Alguns diastemas reduzem-se ou fecham-se espontaneamente após a remoção do(s) obstáculo(s) (dente supranumerário, mesiodens, quisto, tumor, etc.) que os provocou. O tratamento destes obstáculos baseia-se na cirurgia.

6. Tratamento com materiais adesivos: resina composta

Os materiais compósitos podem ser utilizados para fechar o diastema utilizando 2 técnicas: uma técnica de estratificação direta (por vezes requerendo uma chave de silicone para reconstruir a parede incisal) ou uma técnica de estratificação indireta: utilizando moldes/cascas de resina pré-fabricados para suportar o material compósito. Estas são facetas de resina pré-fabricadas.

6.1. Indicações / benefícios [23,27,30,44,48]

- O material não invasivo assegura uma elevada preservação dos tecidos com pouca ou nenhuma preparação dentária.
- Custo: a resina composta é relativamente barata em
comparação com a cerâmica
- Protocolo de poupança de tempo: as resinas compostas são materiais que podem ser utilizados para restaurações numa única sessão, ou mesmo num máximo de 2 sessões.
- Reintervenção possível: A noção de "reversibilidade" para o paciente e a facilidade de reintervenção para o profissional, ao mesmo tempo que restaura a estética e a função, fazem da estratificação direta com resina composta uma solução terapêutica interessante.

6.2. Desvantagens

- As alterações de cor ao longo do tempo são um problema frequente. Estão frequentemente ligadas a uma reação de polimerização incompleta. Podem também ser atribuídas a várias etiologias

- A resina pode ser afetada por: degradação química, oxidação da dupla ligação de carbono não reagida, acumulação de manchas (devido a fumar, beber vinho, café...). A resina terá então de ser substituída frequentemente.
- Propriedades mecânicas e químicas fracas em comparação com a cerâmica, tais como: desidratação, fissuras, fraca aderência, rugosidade da superfície...
- Envelhecimento: a resina é um tratamento a curto prazo, uma vez que pode ser facilmente danificada.
- Dificuldade em gerir as proporções do dente; fechar grandes diastemas com resina composta teria duas grandes dificuldades: Fechar os espaços sem tornar a largura do dente demasiado excessiva Redesenhar a zona de contacto respeitando o aspeto do rebordo gengival. A zona de contacto proximal é uma área delicada, representando uma armadilha para os alimentos e a placa bacteriana. Assim, a utilização de resina composta, com a sua textura rugosa, irá aumentar ainda mais a retenção de alimentos.

6.3. Ilustrado por um caso clínico [3]

Este é um caso de tratamento de diastemas anteriores múltiplos (fig. 45) por estratificação direta de resina composta, utilizando uma chave de silicone:

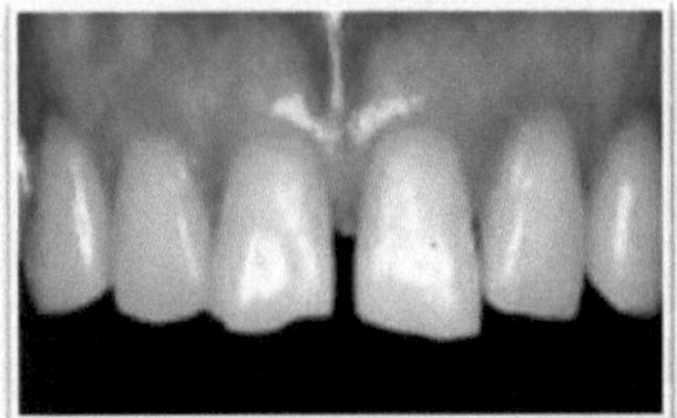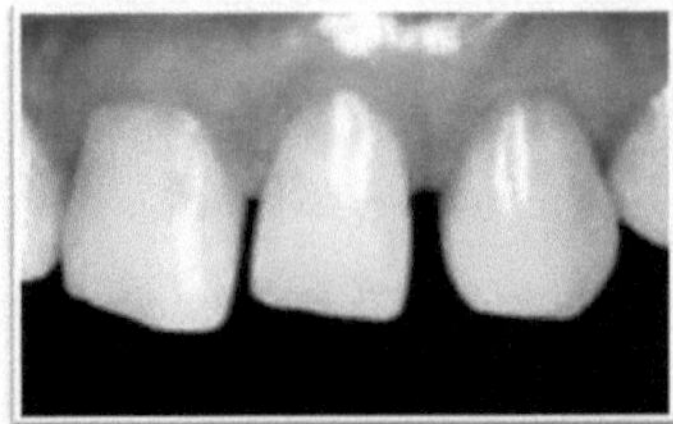

Figura 45. Fotografias endobucais iniciais (a) frontal (b) lateral [3].

- É feito um wax-up para fins de diagnóstico e para servir de guia para a aplicação de resina utilizando a técnica indireta (fig. 46).

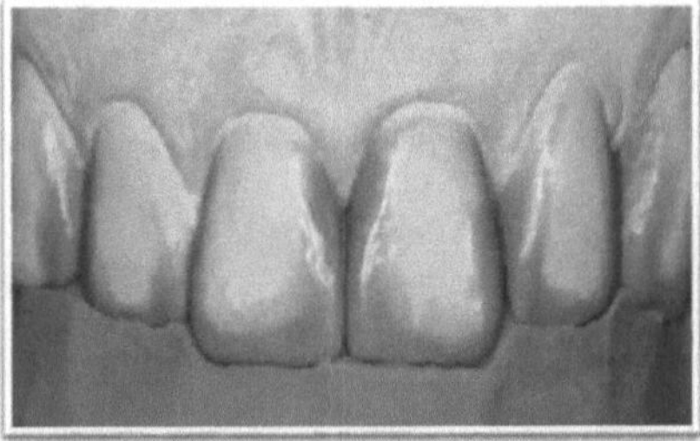

Figura 46. Enceramento de diagnóstico + chave de silicone [3]

- O passo seguinte consiste em tratar os dentes através do condicionamento ácido, do enxaguamento, da secagem e da aplicação de um adesivo amelo-dentinário (fig. 47).

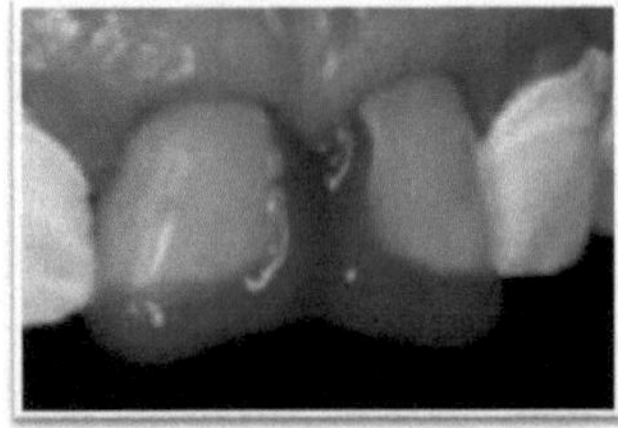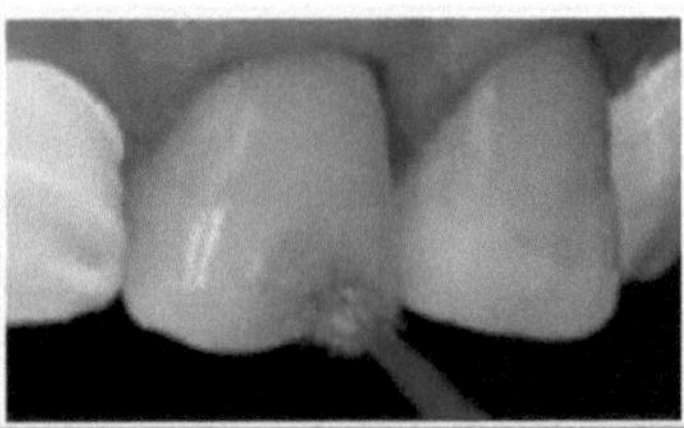

Figura 47. Tratamento da superfície do dente (a) condicionamento ácido (b) aplicação de adesivo [3].

- Laminação indireta de resina composta, camada a camada, utilizando uma chave de silicone (fig. 48)

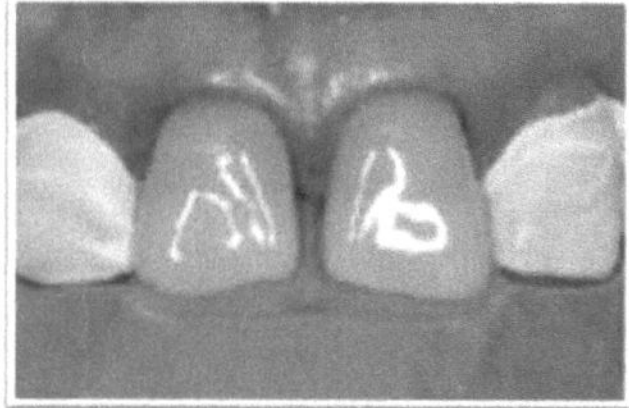
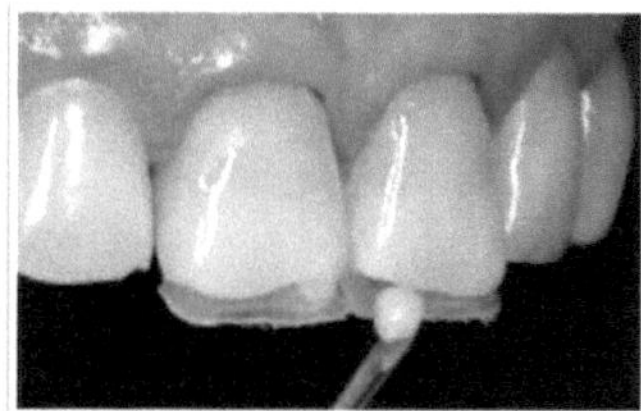

Figura 48. Camada de resina composta [3].

- Acabamento

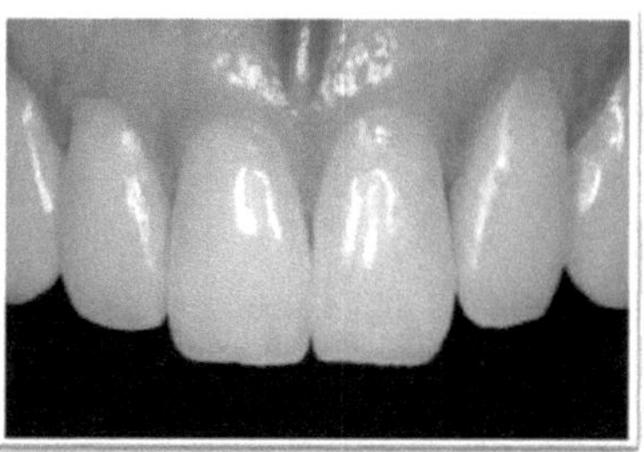

Figura 49. Vista endobucal após o acabamento [3].

O encerramento direto de diastemas com restaurações de resina composta pode ser um procedimento simples e de custo relativamente baixo em comparação com o tratamento ortodôntico e o tratamento protético fixo. No entanto, a alteração de cor, a baixa resistência mecânica e a degradação química do material, apesar das propriedades melhoradas ao longo do tempo, são as principais desvantagens das restaurações de resina composta.

Este facto justifica a utilização crescente de restaurações fixas (facetas, coroas de cerâmica, etc.), que oferecem mais vantagens e menos restrições. Oferecem aos clínicos e aos pacientes um resultado final esteticamente agradável, estabilidade de cor a longo prazo e propriedades mecânicas significativamente superiores às das resinas compostas.

CAPÍTULO 6: TRATAMENTO ORTODÔNTICO E PROTÉTICO

Yosra Gassara, Rim Kallala, Zohra Nouira

1. Tratamento ortodôntico

Os aparelhos ortodônticos podem ser amovíveis, com a utilização de uma moldeira de alinhamento discreta, estética e confortável (invisalign), ou fixos, com um tratamento multi-anel constituído por acessórios metálicos ou cerâmicos colados às superfícies vestibulares ou linguais dos dentes.

1.1. Benefícios

O tratamento ortodôntico é estético (invisalign), indolor (sem cirurgia) e poupador de tecidos (preservação do tamanho dos dentes e da aparência natural).

1.2. Desvantagens

- O tratamento ortodôntico é dispendioso.
- Isto requer frequentemente a utilização de dispositivos fixos (mutibagues), o que significa um procedimento longo, complexo e desconfortável para o doente.
- Em alguns casos, podemos deixar ou reduzir o espaço, mas não o podemos fazer.
- Não para a fechar completamente. Exemplo:
- Quando é detectado um desvio de Bolton (relação entre as dimensões mesio-distais dos dentes superiores e inferiores),

trata-se de um caso de DDD (desarmonia dento-dentária) [23].

- Para certos diastemas pequenos ou localizados, o tratamento ortodôntico é visto como uma solução dolorosa, incómoda e exagerada em relação à gravidade do problema inicial.
- Risco considerável de recidiva, especialmente na presença de parafunções não tratadas. Na literatura, tem sido relatada uma alta taxa de recidiva do diastema medial em cerca de 50-60% dos pacientes tratados ortodonticamente [23].

1.3. Indicações

Em alguns casos, o diastema pode ser fechado apenas com ortodontia:

- Em certos casos de diastemas, e quando os dados clínicos o permitem, optamos por um tratamento ortodôntico a pedido do paciente, quando este prefere um tratamento não invasivo com a máxima economia de tecidos, bem como uma solução estética que preserva a morfologia e a cor dos dentes.
- No caso de diastemas de largura média (não mais de 2 mm de largura), geralmente medial, e/ou no caso de polidiastras. O objetivo é, portanto, conseguir uma harmonia de proporções entre os dentes e uma distribuição equitativa do espaço na região anterior [23].
- Diastemas com problemas de má oclusão: malposições, DDD/DDM por defeito, anomalias do eixo (proalveólise...), ectopias... [4].
- Um caso de agenesia dos incisivos laterais superiores com diastemas residuais mínimos e uma oclusão de classe II [4].
- Casos de diastemas residuais estreitos após extração, ou em

ligação com inclusão canina, agenesia, etc.

- Tratamento da agenesia por encerramento do espaço

1.4. Um caso clínico

Paciente do sexo feminino, 30 anos, cuja queixa principal era o espaçamento entre os dentes. O exame clínico revelou diastemas medianos maxilares e mandibulares (devido à DDM e à proclinação dos incisivos mandibulares) e sobremordida alta com classe esquelética II e classe angular I (fig. 50 a, b). O plano de tratamento incluiu o fechamento do espaço com retração dos incisivos através de tratamento ortodôntico durante 15 meses (fig. 51 e 52) [23].

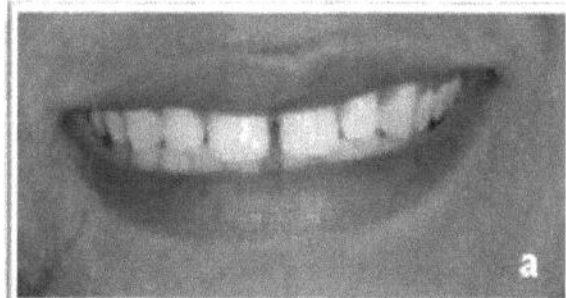
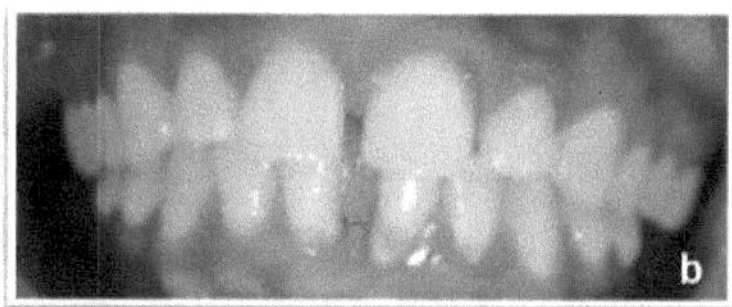

Figura 50. Fotografias iniciais: (a) sorriso inicial, (b) vista endobucal.

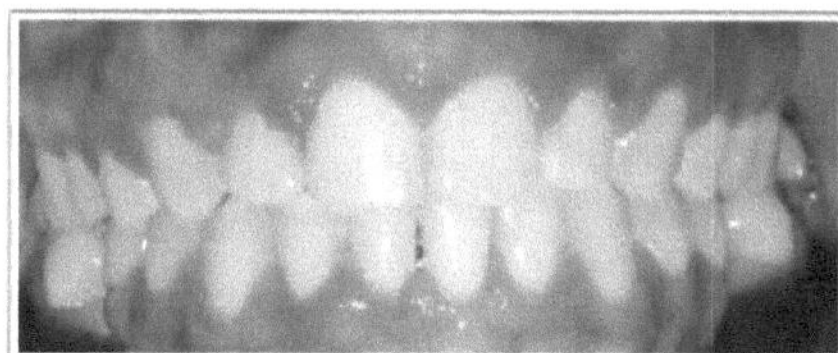
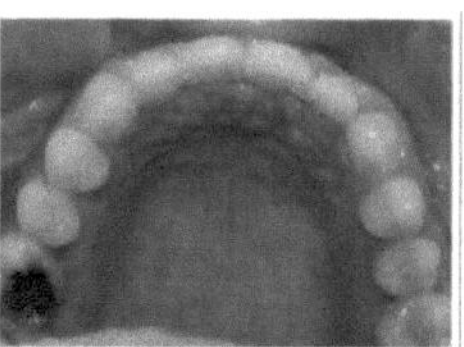

Figura 51. Fechamento de diastemas com tratamento ortodôntico.

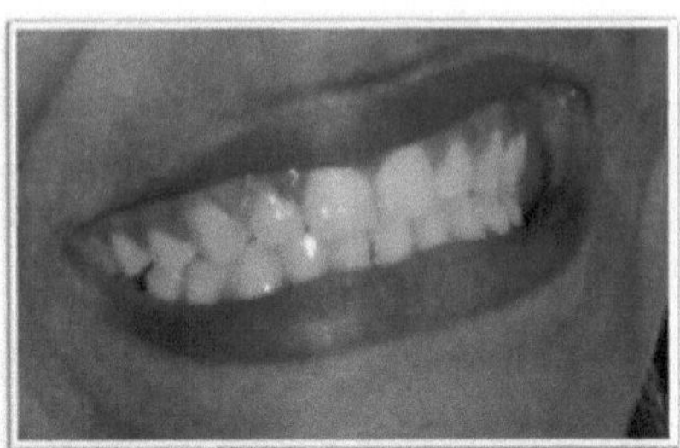

Figura 52. Fotografia final do sorriso.

2. Tratamento com próteses fixas

A prótese fixa é uma das técnicas de restauração mais adequadas para fechar diastemas, graças às vantagens estéticas e biológicas que oferece. De facto, parece ser mais bem aceite pelos pacientes do que outros tratamentos mais dispendiosos (ortodontia) ou menos estéticos (resina composta). No entanto, a restauração protética fixa não pode corrigir todos os diastemas interdentários, uma vez que a sua indicação é influenciada por uma série de condicionalismos, tais como a etiologia do diastema, as condições clínicas do profissional e as condições financeiras do paciente.

2.1. Materiais utilizados para restaurações anteriores

2.1.1. Cerâmica dentária

As cerâmicas são materiais inorgânicos, não metálicos, com uma estrutura composta que inclui duas fases distintas: uma fase vítrea e uma fase cristalina. As cerâmicas são criadas por aquecimento até à temperatura de fusão dos óxidos metálicos, também conhecido como sinterização, onde as duas fases se fundem para formar a cerâmica [25].

2.1.2. Cerâmica de vidro

▶ **Cerâmica feldspática:**

Estas cerâmicas são cerâmicas vítreas de duas fases (fase vítrea + fase cristalina). São compostas por pós de óxido de fusão e pigmentos coloridos, sinterizados numa matriz vítrea.

As cerâmicas dentárias concebidas para facetas e mini-fichas ("chips") devem ter propriedades ópticas e mecânicas específicas, bem como capacidade de adesão. Esta última propriedade depende diretamente do conteúdo de vidro, que pode ser removido, criando uma superfície micro-retentiva para o agente de ligação. As cerâmicas feldspáticas cumprem estes requisitos na perfeição [25]. Para além das suas inegáveis propriedades ópticas, as cerâmicas feldspáticas oferecem uma vasta gama de possibilidades de estratificação, bem como o mascaramento parcial ou total de um substrato considerado demasiado colorido (tetraciclina ++). De facto, em comparação com um material como o dissilicato de lítio, com espessuras equivalentes, podemos mascarar mais facilmente áreas bem definidas com espessuras muito baixas, sem que a restauração fique com uma opacidade geral.

Por exemplo, para uma micro-faceta concebida para fechar um diastema, pode ser laminada uma parte cervical opaca e um gradiente mais transparente perto do bordo incisal [26].

▶ **Cerâmicas feldspáticas reforçadas com leucite ou discilicato de lítio:**

Têm uma maior resistência e um maior coeficiente de expansão térmica do que as cerâmicas feldspáticas convencionais. As facetas de cerâmica feldspática reforçada com leucite são fabricadas com uma espessura maior do que as cerâmicas convencionais, o que vai exigir uma maior redução do tecido dentário durante a preparação (mais de 1 mm de redução, quase até à dentina), pelo que a delaminação será mais frequente com este tipo de cerâmica (capacidade de ligação da dentina < a do esmalte) [66].

▶ **Cerâmicas aluminosas infiltradas: por exemplo, cerâmicas In Ceram**

Estas cerâmicas mistas (fase cristalina infiltrada com vidro) também podem ser usadas em restaurações anteriores. Têm a vantagem de serem mecanicamente mais rígidas do que as cerâmicas vítreas, com uma translucidez considerável, mas a sua capacidade de ligação é reduzida [25].

▶ **Zircónio:**

Pode ser utilizada para a conceção de facetas em certos casos específicos. É portanto necessário assegurar a ligação da zircónia ao dente. É necessário um jato de areia com óxido de alumínio, ou um revestimento triboquímico de sílica seguido de silanização, uma vez que a zircónia é uma cerâmica puramente cristalina; sem capacidade de ligação [25,74].

2.1.3. Resina de laboratório

Há uma série de compósitos de laboratório que podem ser utilizados para conceber facetas coladas. Estes incluem: DIAMOND CROWN*: uma resina epoxídica micro-híbrida com algumas inovações muito interessantes em termos de composição, estrutura e método de polimerização. Estas melhorias resultam em excelentes qualidades mecânicas, técnicas de polimerização simplificadas e, acima de tudo, qualidades estéticas muito semelhantes às dos materiais cerâmicos [53]. Os sistemas Enamel Plus HRi e Bisico para o esmalte, e Miris 2 e Coltène para a dentina, são também mencionados na literatura [10].

2.2. Tipos de restaurações protéticas fixas

Seguindo o princípio da conservação dos tecidos, as restaurações protéticas fixas dos diastemas anteriores são classificadas e discutidas uma a uma. As mini-ceras cerâmicas e as facetas convencionais são os elementos mais legitimamente associados à melhoria estética do sorriso e às técnicas de preservação dos tecidos.

Seguem-se as restaurações mais invasivas e complexas, como as próteses de cobertura total.

2.2.1. Facetas parciais em cerâmica

2.2.1.1. Definições

As facetas parciais têm sido frequentemente mencionadas na literatura dentária. Estas restaurações são feitas de cerâmica e são conhecidas por uma variedade de nomes, incluindo "facetas seccionais" (também conhecidas como "mini-folheados"), "facetas parciais" (também conhecidas como "facetas parciais") e "facetas parciais" (também conhecidas como "facetas parciais"). facetas" ou "lace" de cerâmica e, mais recentemente, o termo mais difundido "lascas dentárias" [25,26,45,46].

Trata-se de uma película cerâmica muito fina (entre 0,3 e 0,7 mm de espessura) com o aspeto de uma mini-faceta (fig. 53), colada diretamente à camada superficial do esmalte [25].

De facto, a técnica de restauração de facetas parciais de cerâmica tem sido considerada como uma técnica ultra-preservadora que cobre apenas uma parte da superfície do dente sem qualquer preparação a ser feita e com uma aparência estética próxima da das facetas laminadas de cerâmica convencionais [59].

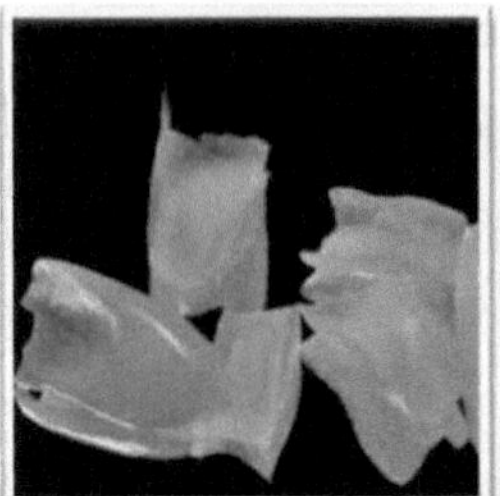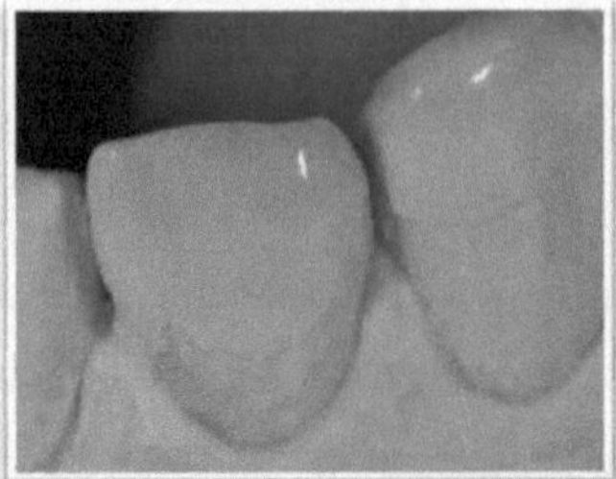

Figura 53. Folheado seccional de lascas de cerâmica [46].

2.2.1.2. Benefícios

- É um tratamento estético ultra-conservador em comparação com as facetas convencionais e que não requer quase nenhuma preparação do tecido dentário (técnica de restauração não invasiva).

- Vida útil mais longa do que as restaurações em compósito [46].

- O tratamento com chips não leva a perturbação da função ou desconforto durante a propulsão, uma vez que são realizados sem retorno palatino, preservando a orientação inicial do paciente [90].

- Uma articulação dento-protética fina significa que o adesivo tem uma espessura mínima e que a peça protética está bem adaptada. Desta forma, a degradação do adesivo e a infiltração bacteriana a longo prazo ou o crescimento de cáries serão evitados ou minimizados [90].

2.2.1.3. Desvantagens / limitações [25]

- Manipulação clínica difícil devido à ausência do filete cervical, o que aumenta o risco de contorno excessivo [44].

- O desajuste marginal e a irritação gengival são quase inevitáveis.

- Falta de informação e de experiência clínica com esta moderna técnica de restauração.
- Dificuldade em conseguir uma harmonização óptima entre a cor da cerâmica e a do tecido dentário, uma vez que se trata de uma restauração parcial. Este problema é encontrado com o diastema maxilar medial, que é o mais difícil de gerir em comparação com outros tipos de diastemas, devido à sua localização delicada.
- Este tipo de faceta não é adequado para dentes com descoloração e/ou alterações superficiais que afectem a camada de esmalte, prejudicando assim o processo de colagem da cerâmica. Exemplos: fluorose, descoloração causada pelo tabaco ou tetraciclina, etc.
- As micro-facetas têm uma capacidade de adesão reduzida devido à camada aprismática da superfície do esmalte, que não é completamente removida [25,26].

Para ultrapassar algumas destas limitações, o esmalte aprismático pode ser removido por jato de areia ou por desbaste com uma fresa de anel vermelho, melhorando a aderência e evitando os contornos excessivos. Durante a preparação, os cortes inferiores são suavizados em relação ao eixo de inserção da peça. Em particular, isto permite que a cerâmica seja levada até ao ângulo de ligação entre as superfícies proximal e palatina, evitando assim a criação de sobrecontornos retentivos de placa bacteriana ou partículas de alimentos [46].

2.2.1.4. Protocolo de funcionamento e técnica de produção

O protocolo cirúrgico é ilustrado por um estudo de caso: Douglas A. Terry e Willi Geller [75].

O paciente apresentava um diastema mediano maxilar com bordos fracturados dos incisivos centrais superiores.

Decisão: fecho do diastema medial com mini-facetas de cerâmica "Chips" realizadas em ambos os incisivos centrais superiores. Plano de tratamento:

- É efectuado um exame oral e dentário completo.
- A oclusão do paciente é saudável, com uma guia anterior funcional e desoclusão posterior durante a propulsão (fig. 54).

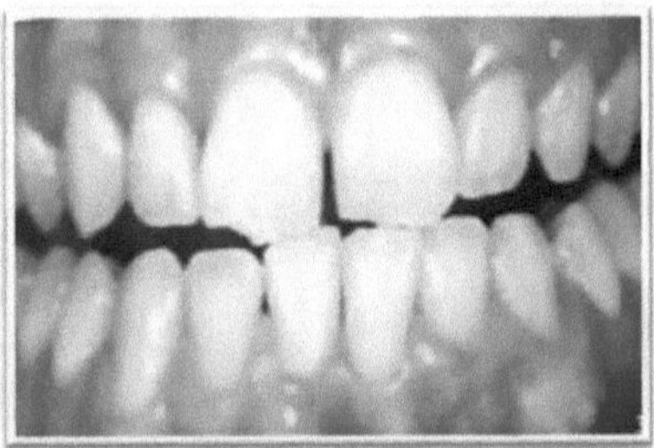

Figura 54. Orientação anterior do paciente com desoclusão posterior [75].

- Antes da moldagem, foram tiradas fotografias endobucais iniciais da região anterior do maxilar (fig. 55, a). A cor foi então selecionada (fig. 55, b).

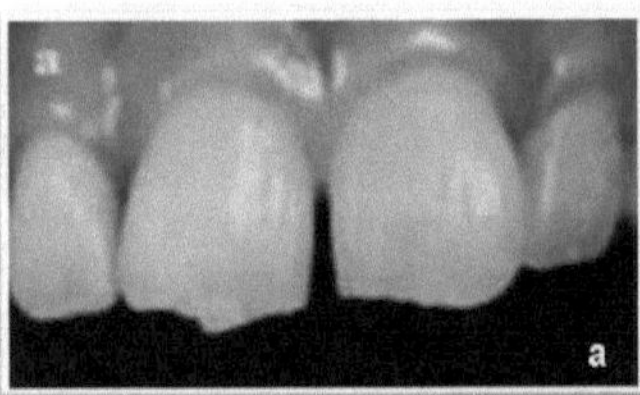
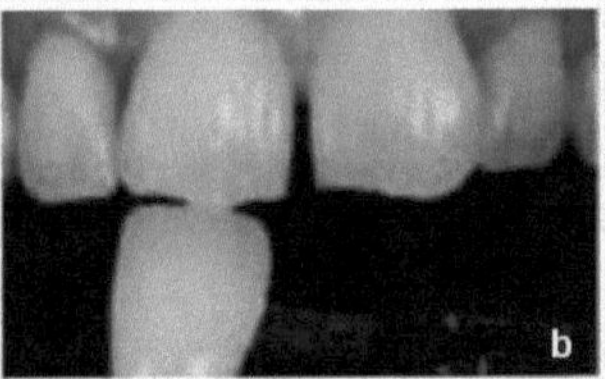

Figura 55. Fotografias endobucais: (a) inicial, (b) escolha da cor [75].

- É efectuada uma preparação ligeira para remover a camada superficial de esmalte aprismático

- Impressão

- Registo de oclusões

- Conceção e fabrico de facetas parciais CAD/CAM

- Prova das mini-facetas de cerâmica sobre o molde de gesso (fig. 56, a) e na boca (fig. 56, b). Isto permite-lhe avaliar: cor, morfologia, integração oclusal e periodontal, limites proximais e cervicais da mini-faceta. As modificações necessárias serão efectuadas durante esta fase (antes da vitrificação da cerâmica).

Restrição: Dada a sua extrema finura, para agarrar o provete é necessário utilizar varas revestidas com cera pegajosa ou varas auto-adesivas para facilitar o manuseamento e a colocação [46].

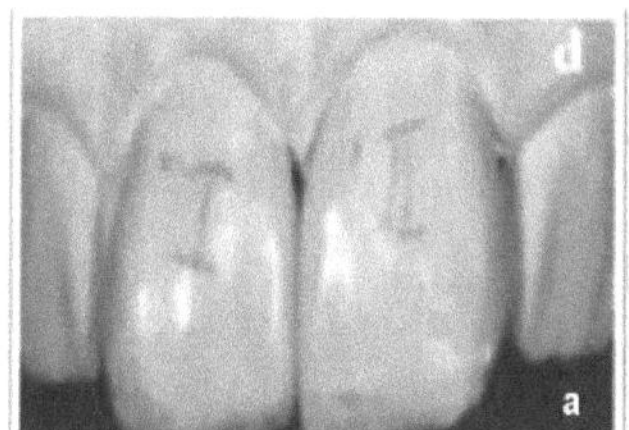
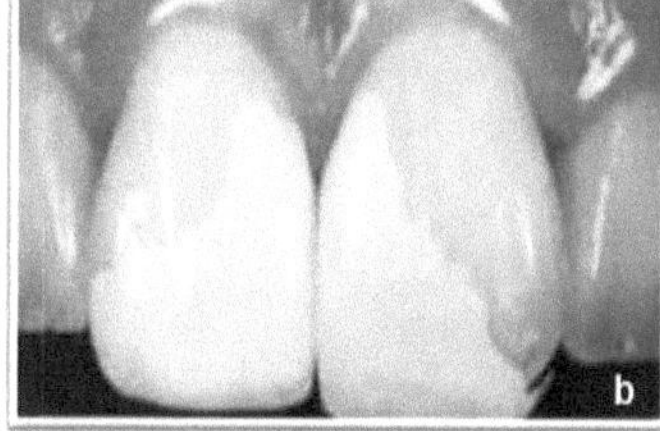

Figura 56. Fase de colocação de mini-revestimento, (a) no modelo, (b) na boca [75].

- Preparação da superfície interior das mini-facetas (fig. 57) :

  o Gravado com ácido fluorídrico tamponado a 9% durante 2 minutos, depois enxaguado e seco ao ar

  o Aplicação de silano, secagem ao ar

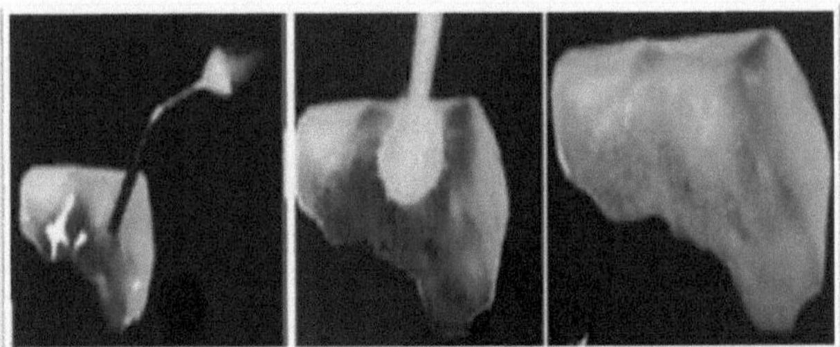

Figura 57. Tratamento de superfície de mini-facetas [75].

- Preparação da superfície do dente (fig. 58) :

  o Limpeza da superfície do esmalte com pedra-pomes
  o Aplicação de clorexidina a 2%
  o Enxaguamento e secagem
  o Condicionamento do esmalte com ácido fosfórico a 37,5%
  o Enxaguamento e secagem
  o Aplicação de adesivo no esmalte gravado
  o Aplicação de um jato de ar
  o Fotopolimerização

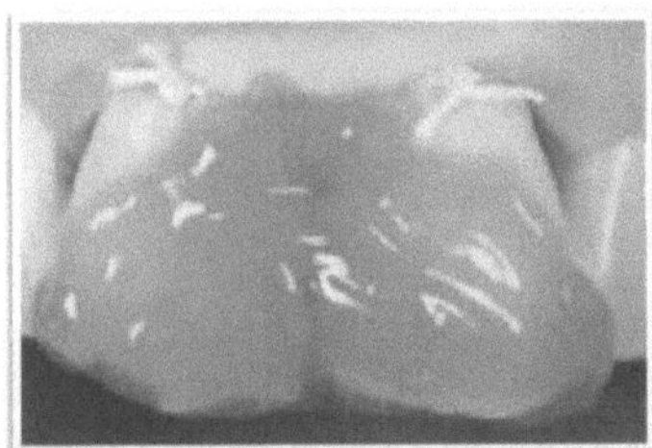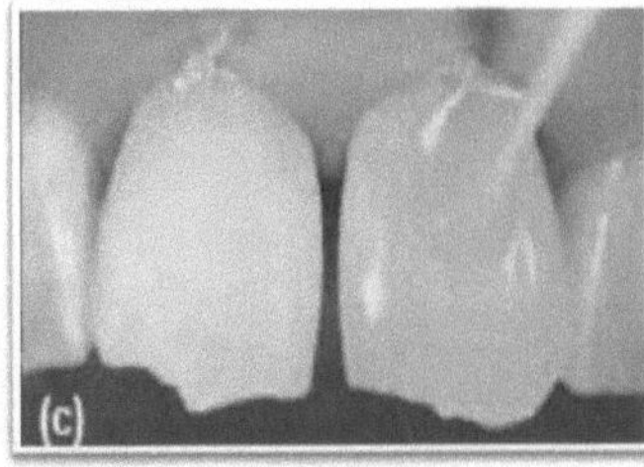

Figura 58. Tratamento da superfície do dente [75].

- Após o isolamento com o dique dentário, a restauração é
  novamente experimentada para verificar o seu contacto proximal e
  orientação (fig. 59).

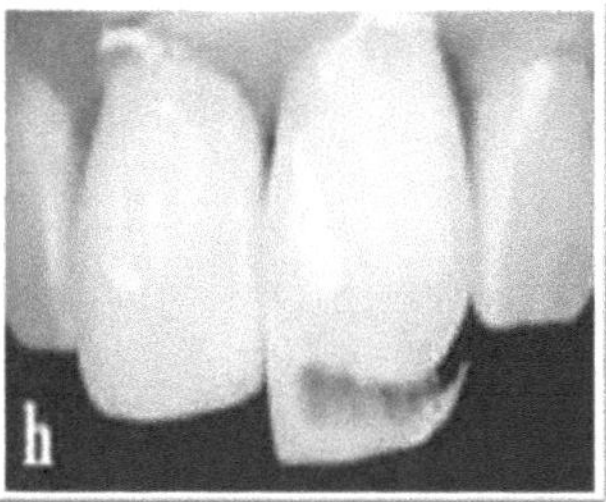

Figura 59. Segundo encaixe na boca após a colocação da barragem [75].

- Colagem de mini-facetas (fig. 60):

  o Colocação: A fita de teflon é aplicada na superfície do dente contralateral para isolamento. A micro-faceta é então preenchida com resina de ligação e inserida passivamente. Deve ser exercida pressão sobre a peça utilizando uma ferramenta metálica, como um precelle, para permitir que o excesso de cola derreta e o grip stick seja levantado sem criar bolhas de ar [90].

  o Fotopolimerização: Iniciar a polimerização na superfície palatina para reduzir o encolhimento da fixação. Uma iluminação inicial curta (2 seg.) permite que o excesso de resina adesiva seja facilmente removido.

Cada restauração é fotopolimerizada na superfície vestibular e palatina durante 40 segundos. A exposição à luz, por lado, deve ser maior ou igual a 60 s no caso de adesivos fotopolimerizáveis puros (menos tempo para adesivos de polimerização dupla, aproximadamente 20 a 30 s) [90].

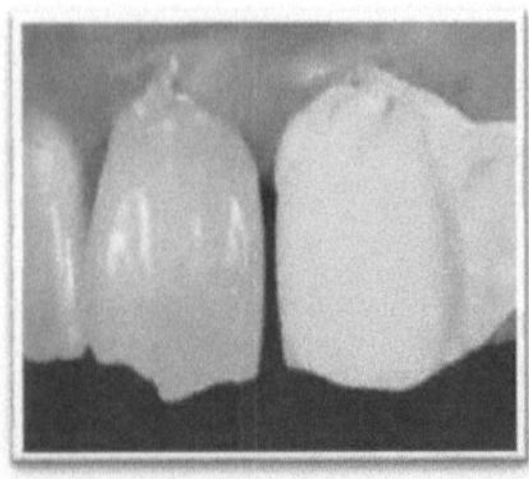

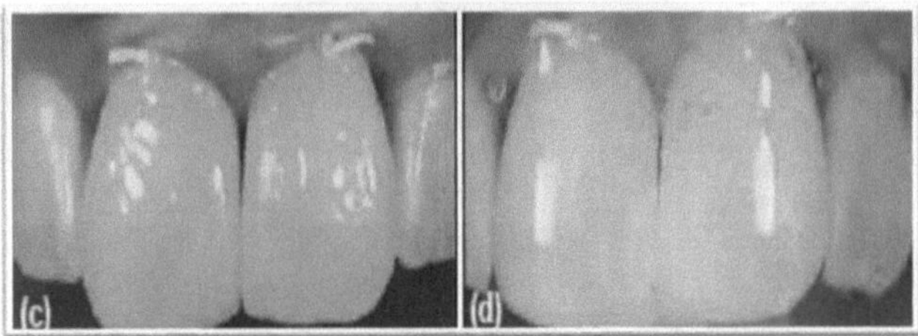

Figura 60. Passo de colagem de mini-facetas [75].

- Para reduzir a citotoxicidade associada à libertação de monómeros tóxicos, como a camada inibidora de oxigénio, os flashes de luz finais podem ser feitos através de uma camada de glicerina aplicada na interface de restauração.

- Acabamento (fig. 61) :

É efectuada com uma broca de diamante cónica de 30 μm de diâmetro e tiras de acabamento de óxido de alumínio de granulometria decrescente utilizadas para alisar as regiões interproximais.

A superfície cerâmica é polida com pontas de silicone de polimento e brilho, seguindo os contornos anatómicos do dente e da restauração. Também é utilizada uma escova de silicone com uma pasta impregnada com diamantes abrasivos para uma elevada refletividade da superfície: a pasta de diamantes é passada através da região interproximal com fio dentário para melhorar o polimento da superfície na interface gengival.

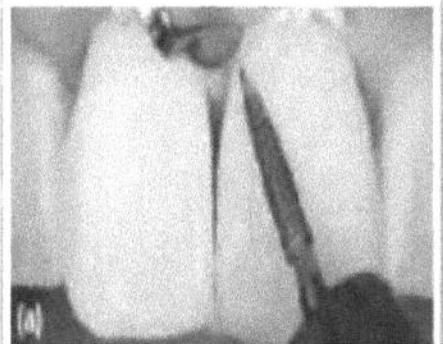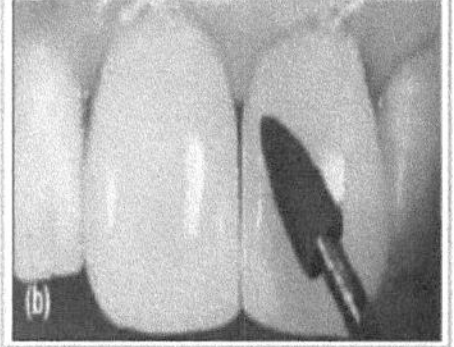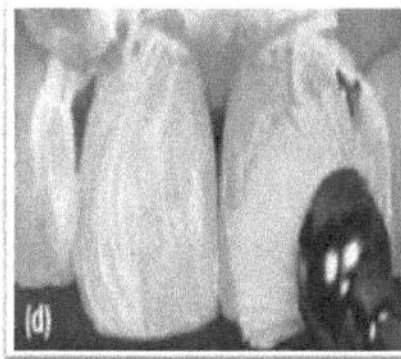

Figura 61. Fase de acabamento [75]

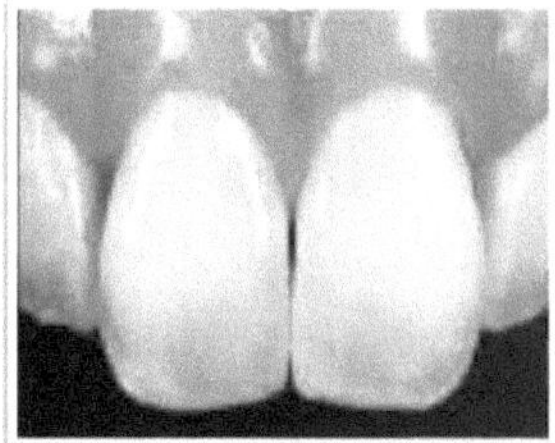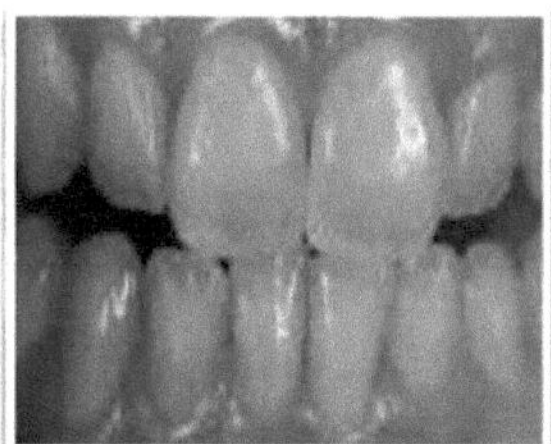

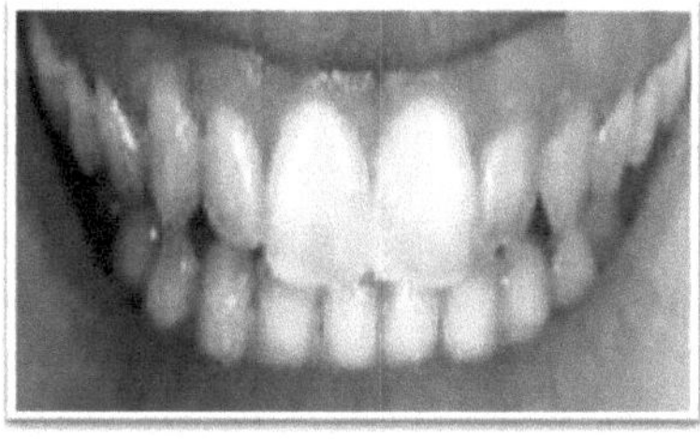

Figura 62. Fotografias dos dentes após o tratamento [75].

Mesmo que as facetas parciais sejam intelectualmente muito atractivas, não devem ser abordadas como soluções fáceis, e as suas indicações devem ser limitadas e fundamentadas. O manuseamento de pequenas peças cerâmicas é muitas vezes delicado, e a estabilização durante a colagem é por vezes insuficiente para garantir o posicionamento correto no dente de suporte.

Finalmente, a localização de uma junta de união numa área de grande visibilidade vestibular requer uma mímica perfeita da interface cerâmica/dente [45].

2.2.2. Cerâmica

2.2.1.1. Definição [25]

O Dr. O. Etienne define as facetas dentárias como um dispositivo protético fino (0,5 a 0,7 mm) colado ao esmalte e concebido para corrigir a cor, a posição e a forma de um dente.

2.2.1.2. Indicações

O encerramento de diastemas e triângulos negros interdentários é uma das indicações mais frequentes para facetas cerâmicas (indicação tipo IIB de acordo com a classificação descrita em 2002 por Belser e os irmãos Magne e modificada em 2005 pelo Dr. Olivier Etienne) [25,66]. Isto não significa necessariamente que todos os tipos de diastemas possam ser restaurados com facetas, pois isso depende sempre do contexto clínico e da situação oral e dentária inicial do paciente.

Existem algumas situações em que uma faceta pode ser indicada como tratamento de primeira linha para o fechamento de diastemas, por exemplo: Quando o diastema está associado a patologias que se enquadram na indicação geral para facetas, como por exemplo [25]:

- Discromias devidas à coloração por tetraciclina (graus 3+4), ou quando o branqueamento não é viável (fluorose tipo 3...), porosidade dos dentes, discromia pós-traumática com vitalidade pulpar.

- Malformações como dentes conoidais ou em forma de arroz, casos sindrómicos...

- Altura coronal reduzida: dente curto, fratura coronal extensa....

- Perda extensa da substância do esmalte (desgaste, erosão, etc.).

- Defeitos congénitos e adquiridos do esmalte

- Alguns ligeiros erros de posicionamento

2.2.1.3. Limites

- Para diastemas maxilares muito grandes (2 mm ou mais), especialmente na região medial, não é aconselhável optar por uma faceta, uma vez que isso resultará numa desproporção dentária significativa e numa aparência inestética e desagradável do sorriso [23].

2.2.1.4. Protocolo cirúrgico para facetas [69]

▶ **Estudar as pegadas:**

As primeiras impressões bi-maxilares são efectuadas com alginato, sendo depois enviadas para o laboratório para modelos de estudo. Estes modelos são montados num articulador. É utilizado um arco facial para avaliar melhor a linha do sorriso e para transferir com exatidão o plano incisal horizontal do paciente para o laboratório (fig. 63).

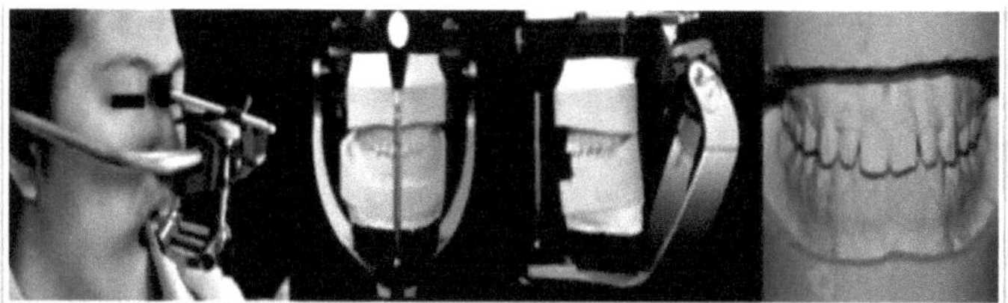

Figura 63. (a): Transferência de oclusão utilizando um arco facial, (b): Montagem de moldes de estudo num articulador semi-adaptável, (c): moldes de estudo [44].

► **Depilações ou enceramentos de diagnóstico:**

É um dispositivo de diagnóstico no qual o desenho planeado é desenvolvido em cera para determinar os procedimentos clínicos e laboratoriais ideais necessários para alcançar a estética e a função desejadas. De facto, o wax-up é um modelo que redefine o volume dos dentes através da adição de cera: é realizado diretamente sobre o modelo de gesso, e uma chave de silicone, ou uma moldeira termoformada, permitirá a sua transferência diretamente para a boca (fig.64).

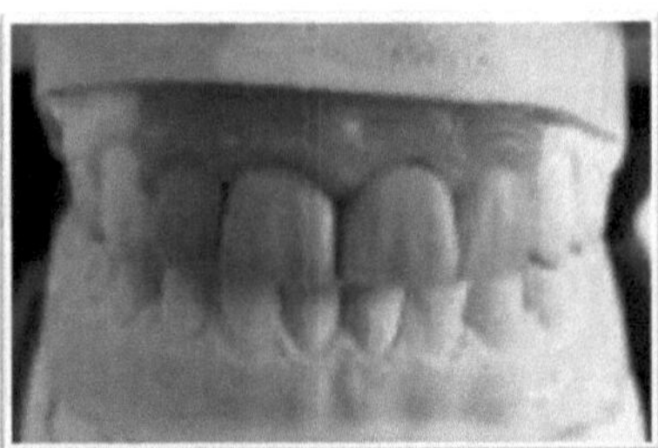

Figura 64. Enceramento de diagnóstico [23].

► **Máscara de diagnóstico ouMock-Up**

O mock-up, ou máscara estética, é um modelo de pré-visualização em resina que transfere informações do enceramento para a boca do paciente. Esta ferramenta fornece uma pré-visualização do resultado estético final e, por conseguinte, desempenha um papel importante no planeamento do tratamento. Desta forma, o mock-up proporciona uma fase de adaptação ao paciente.

- Técnicas de produção

A partir do enceramento, é produzida uma chave de silicone ou uma calha de resina termoformada. Esta chave/caleira de silicone serve de molde, permitindo que a máscara estética seja fabricada diretamente na boca em dentes não preparados. Após o preenchimento com resina composta acrílica ou semelhante à dentina (fig. 65, a), é inserida na boca (fig. 65, b). Depois de a chave ter assentado e ter sido removida, a maquete é terminada com uma broca de chama de anel vermelho.

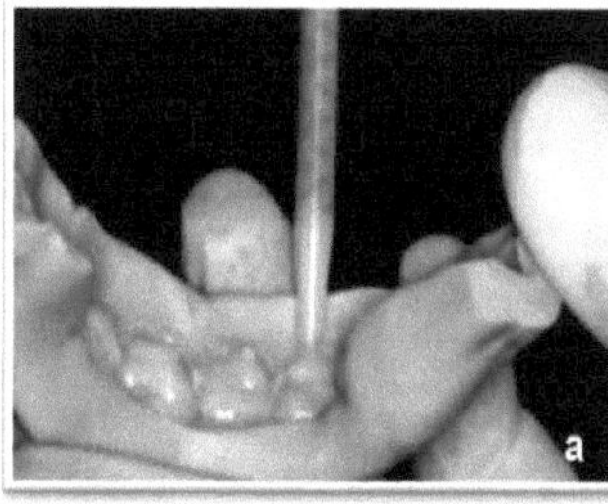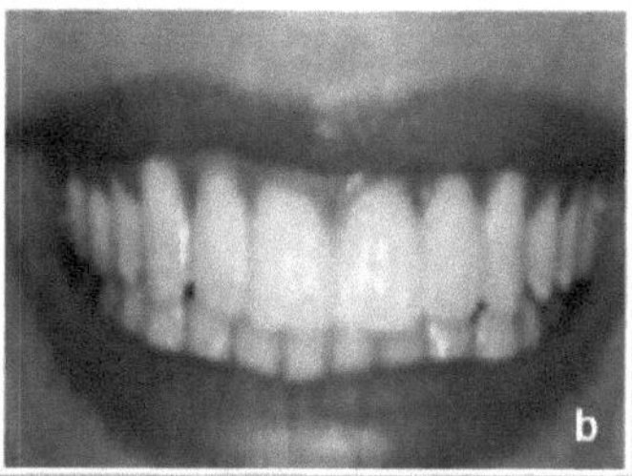

Figura 65. A maquete: (a) preenchimento da chave de silicone com resina acrílica, (a) fase final, maquete na boca [23].

- **Papéis de modelo**

- Pré-visualização do resultado final: A maqueta em resina contribui para a previsibilidade do resultado final, tanto a nível funcional como estético.

- Ferramenta de comunicação entre o paciente e o médico: Permite que o aspeto da restauração final seja definido em conjunto com o paciente. Desta forma, oferece ao profissional a oportunidade de discutir os vários parâmetros estéticos com o paciente.

- Guia de preparação dentária: Antes de iniciar a preparação para facetas coladas, é essencial fazer uma maqueta para preservar o tecido dentário tanto quanto possível. Desta forma, a quantidade de tecido a eliminar pode ser determinada de forma objetiva. A maqueta pode ser utilizada para orientar o profissional para as áreas que necessitam de mais preparação do que outras, e para verificar a extensão da remoção de tecido.

▶ **Preparação:**

■ **Princípio :**

Em teoria, a preparação do dente pode ser efectuada sem anestesia, uma vez que é realizada principalmente no esmalte [44]. A profundidade da preparação varia entre 0,4 mm (para facetas feitas de cerâmica feldspática em substratos favoráveis) e um máximo de 0,8 mm (para dentes discrómicos). Deve cumprir os princípios de retenção, estabilização, suporte e adesão.

■ **Instrumentação :**

As brocas utilizadas têm diferentes granulometrias: uma granulometria alta para preparar o dente e granulometrias finas para o acabamento; uma broca de anel verde com uma granulometria de 130 μm é utilizada sucessivamente para penetrar rápida e facilmente no esmalte, seguida de brocas de anel vermelho (com uma granulometria fina de 35 μm) e de brocas de anel amarelo (com uma granulometria extrafina de 25 μm) para o acabamento. Está disponível uma vasta gama de formas, tais como brocas de perfil de filete, brocas de rebaixamento (com preparação controlada), brocas de granulometria dupla, brocas esféricas, brocas proximais com pontas lisas...

- Etapas de preparação [25,34,44,69]

1- antes do início da preparação dentária, é colocado um cordão de retração gengival para melhorar a visibilidade da linha de acabamento.

2- é necessário fazer uma chave de silicone para verificar as espessuras transversais e sagitais, em relação ao projeto final [69]. Um primeiro controlo com a chave é efectuado antes de qualquer

fresagem para objetivar as áreas mais propensas à preparação e obter uma visão global da redução a alcançar.

3- colocar a maquete na boca, uma vez que serve de guia para a preparação dos dentes e para preservar o máximo possível de tecido duro dentário.

4- Iniciar a preparação da superfície vestibular: efetuar sulcos horizontais (utilizando uma broca de 0,3-0,7 mm) no modelo para verificar a redução.

- Os valores de redução são, respetivamente, cervical: 0,3 mm, 1/3 medial: 0,5 mm e incisal: 0,7 mm.

- No bordo livre, é necessária uma espessura mínima de cerâmica de 1,5 mm. Deve ter-se o cuidado de preservar a dupla inclinação do dente: dois a três sulcos são feitos a este nível com uma broca de lima ou de ombro, a preparação é ligeiramente inclinada para permitir a inserção vestibular da faceta e evitar a criação de um ângulo agudo entre a face vestibular e o bordo incisal (fig. 66, b).

- A linha de acabamento é preparada no esmalte supragengival (a 0,5 mm da gengiva) utilizando uma broca esférica de cone longo (fig. 66, c).

- Preparação proximal: [34,69].

Características especiais da preparação proximal na presença de diastemas

Ao contrário de um caso padrão, em que o ponto de contacto interdentário deve ser preservado, a preparação na presença de um diastema requer uma penetração máxima proximal e intrasulcular

para garantir uma melhor harmonia com a gengiva e os dentes
vizinhos (fig. 69).

O grau de redução e penetração das superfícies proximais depende
do tipo morfológico do dente (redução significativa para dentes
triangulares) e do tamanho do diastema a ser restaurado.

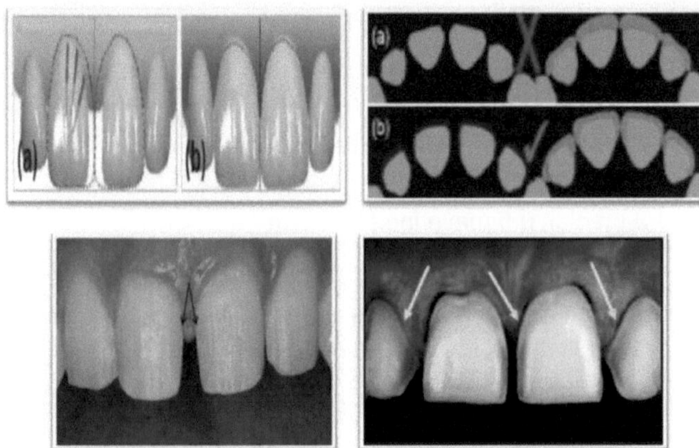

**Figura 66. Particularidades da preparação proximal no caso de um
diastema [44].**

- Preparação da superfície palatina: deve ter-se o cuidado de
assegurar que a linha de acabamento lingual e, além disso,
a junção faceta-dente, não se encontram na concavidade
palatina.

5-		Homogeneizar o esmalte utilizando uma broca de filete
cilíndrico-cónica (fig. 67).

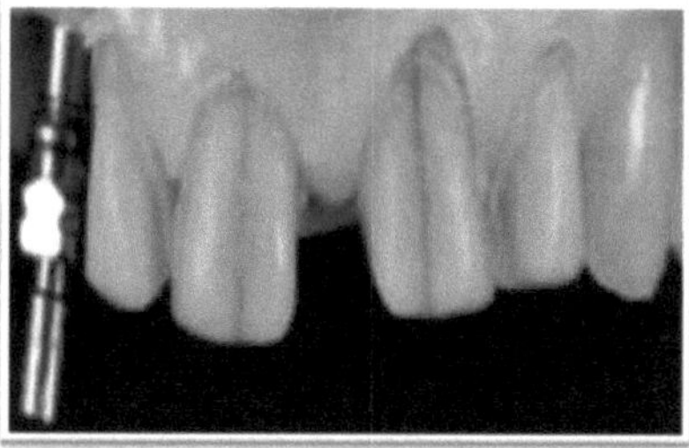

Figura 67. Aspeto dos dentes após homogeneização da superfície [23].

6- acabamento

7-   seleção da cor, comparando os dentes preparados com os dentes adjacentes (fig. 68). É necessário utilizar uma guia de cor da mesma marca que a do protésico, à luz do dia, no início da sessão, para evitar a desidratação do dente. (Se os dentes não forem discrómicos, esta etapa de seleção de cor deve ser efectuada antes da preparação dos dentes).

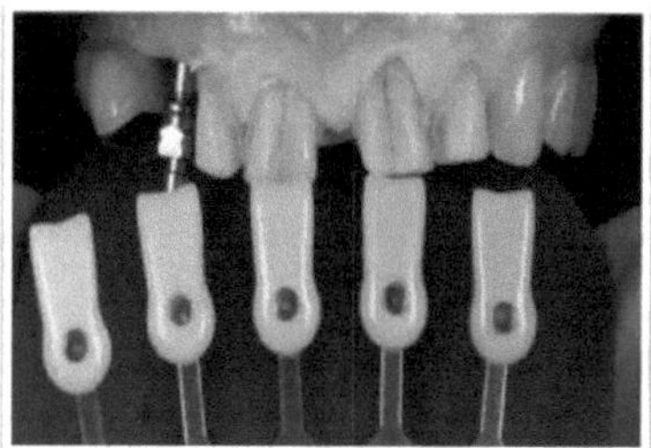

Figura 68. Seleção da tonalidade [69]

5- Moldagem, que pode ser uma moldagem convencional (fig. 69) ou uma moldagem ótica utilizando CAD/CAM direto ou semi-direto.

- Antes de se efetuar a moldagem, as áreas proximais são

   removidas para facilitar a leitura dos limites e separá-los dos

   cotos no laboratório.

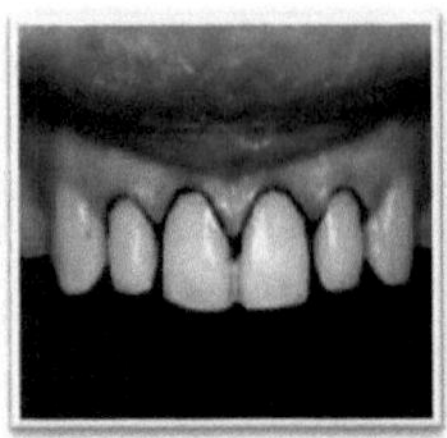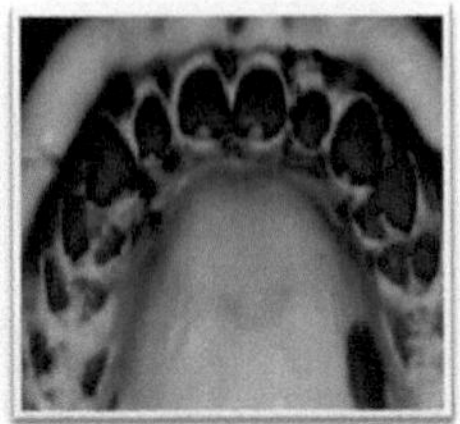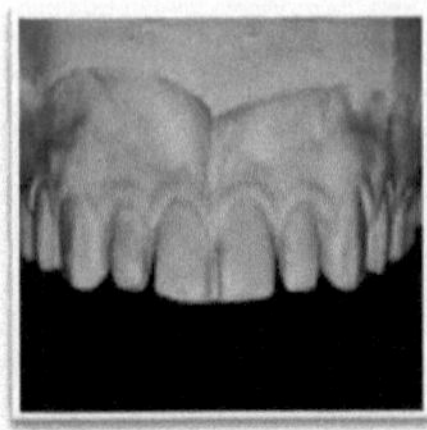

Figura 69. (a) Dentes preparados com deflexão gengival, (b) impressão global (c): moldagem a partir da pegada global [44]

6- Transferência de informações para o laboratório; utilização de um arco facial, com uma folha de expectativas detalhada do paciente e fotografias (seleção da cor , caraterização do dente e do sorriso), para fornecer ao laboratório todas as informações de que o protésico necessita para montar a cerâmica.

10- fabrico de facetas temporárias

11- experimentar as facetas num modelo de gesso (fig. 70), depois remover as facetas provisórias e experimentar as facetas na boca. Pode ser utilizada uma pasta de prova (Try in paste, por exemplo) [23,69].

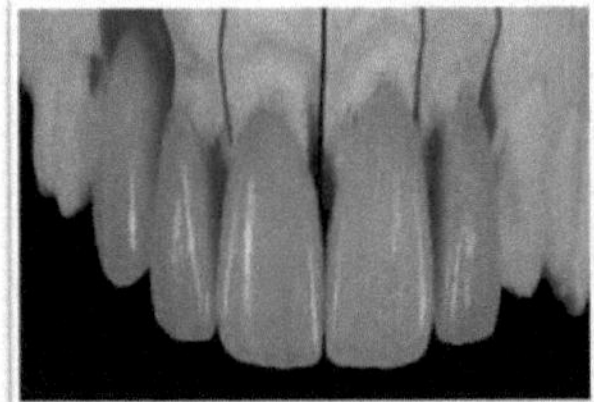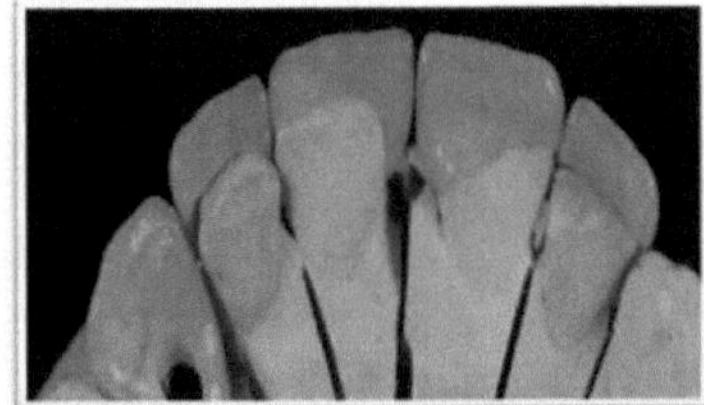

Figura 70. Colocação de faceta sobre molde de gesso, vista vestibular (a) e vista palatina (b) [69].

12- Colocação do campo cirúrgico (dique) Uma vez colocado o dique, as facetas têm de ser novamente colocadas e a sua fixação tem de ser verificada.

13- Processamento da cerâmica: por Gravura (utilizando ácido fluorídrico para criar microfissuras na superfície da cerâmica) durante 1 a 2 minutos, dependendo do tipo de cerâmica (fig. 71, a), seguida de um enxaguamento completo com água. Silanização (por agente de acoplamento cerâmico/agente de ligação de resina) durante 1 minuto (fig. 71, b).

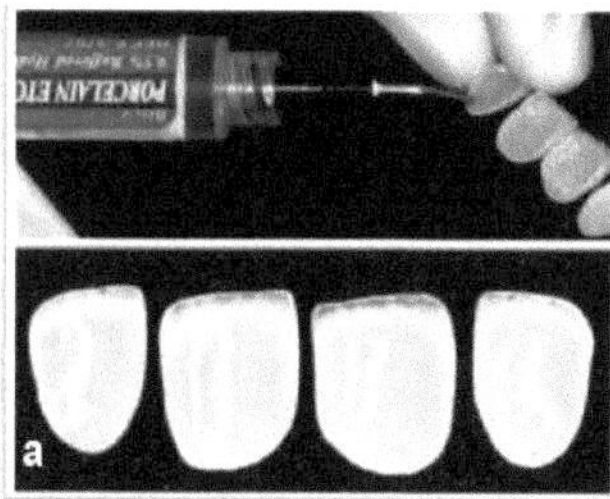
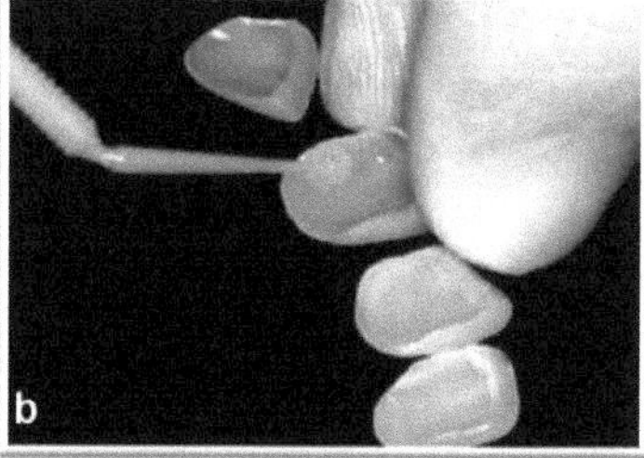

Figura 71. Processamento de cerâmica (a) decapagem, (b) silanização

14- Condicionamento da superfície dentária através de: desinfeção, depois condicionamento (Fig. 72, a), seguido da aplicação do agente de ligação (Fig. 72, b) e fotopolimerização.

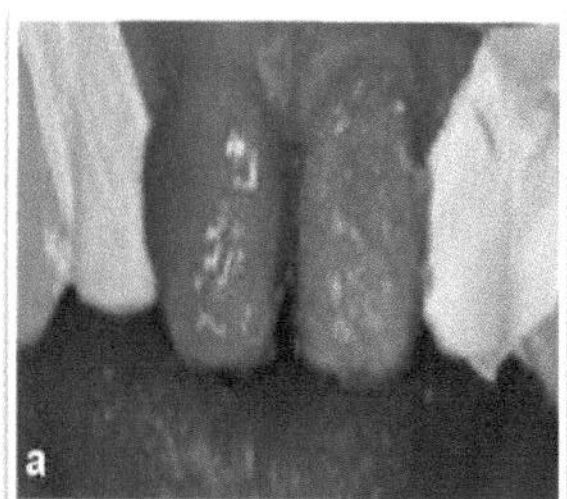
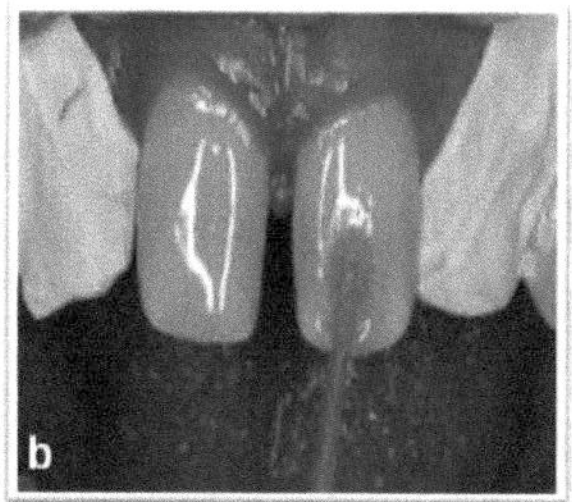

Figura 72. Tratamento da superfície dentária; (a) condicionamento ácido, (b): aplicação de adesivo [23].

15- colagem, proceder da seguinte forma:

- Aplicação do adesivo nos intradorsos do folheado + fotopolimerização

- Preenchimento dos intradorsos da faceta com resina de ligação (fig. 73; a, b); uma cor de resina selecionada durante a fase de prova.

- Colocação da faceta (fig. 73, c) por pressão + fotopolimerização: começando por palatino e depois por vestibular. Os excessos são depois removidos com uma lâmina de bisturi número 12. Este procedimento é efectuado dente a dente

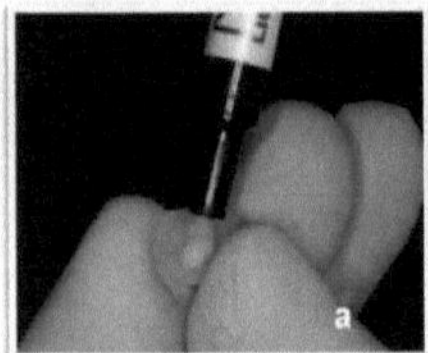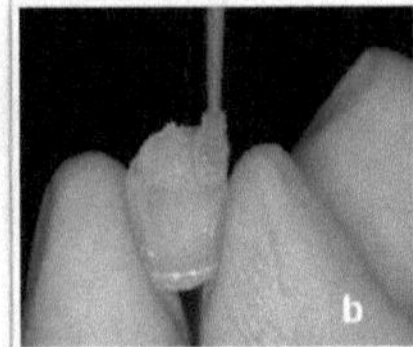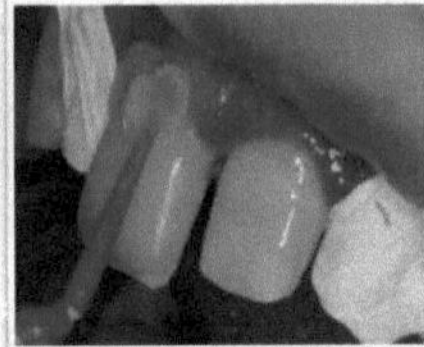

Figura 73. (a, b) Preenchimento dos intrados do folheado com resina, (c) colagem [23].

16- Acabamento :

- uma vez coladas as facetas, é necessário remover a barragem para completar os retoques finais.

- 17- Verificação da oclusão estática e dinâmica com orientação anterior e lateral

2.2.1.5. Caso clínico

Uma mulher saudável de 36 anos de idade apresentou uma queixa principal sobre os espaços existentes entre os seus dentes anteriores superiores. Também se queixou da cor dos seus dentes.

Ao exame clínico, observámos linhas brancas que se estendiam por toda a superfície vestibular dos seus dentes.

Após os registos médicos e o exame clínico, atribuímos o número 4 à classificação TFI.

Decisão de tratamento (aprovada pelo paciente): facetas cerâmicas estratificadas nos 4 incisivos superiores.

Plano de tratamento :

- As fotografias iniciais foram tiradas exobucalmente, endobucalmente e em várias direcções (fig. 74).

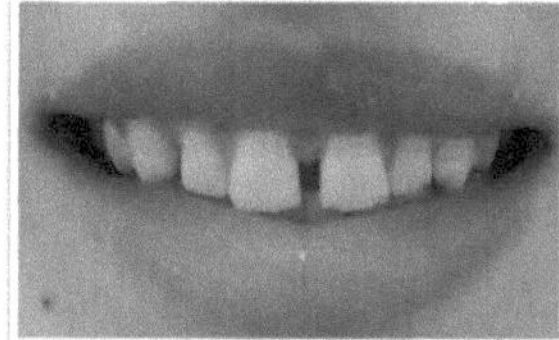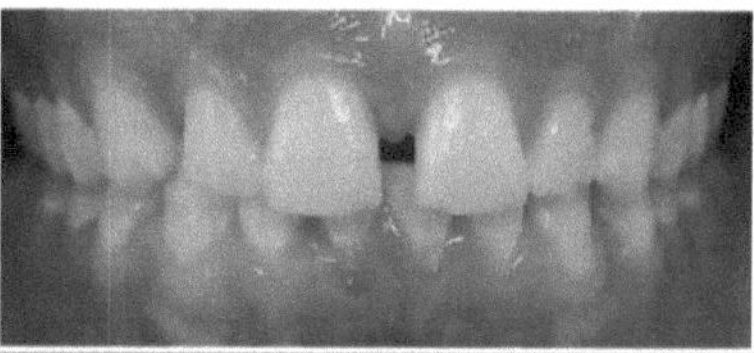

Figura 74. Fotografias intra-orais (a) e exofaciais (b) iniciais do paciente.

- Nesta fase, foi efectuada uma impressão de estudo para preparar um modelo de estudo e diagnóstico que seria utilizado para configurar o enceramento (fig. 75).

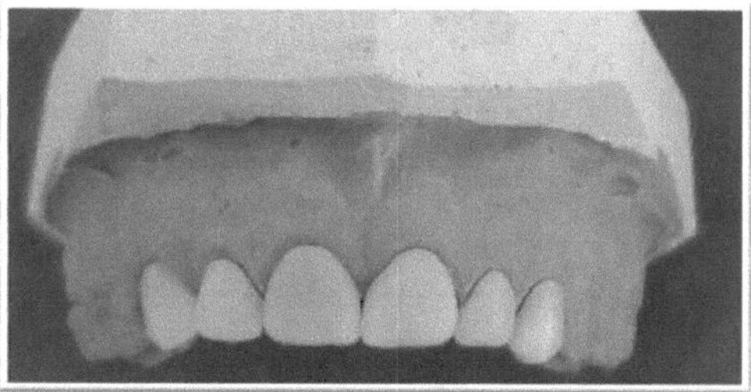

Figura 75. Modelo de estudo com enceramento

- Seleção da sombra (fig. 76)

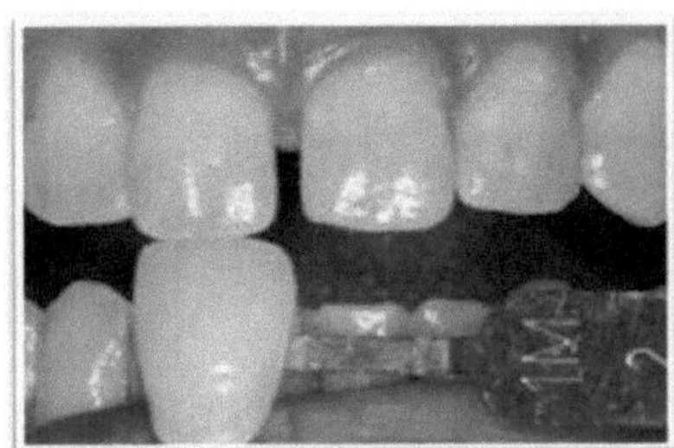
Figura 76. Avaliação da sombra

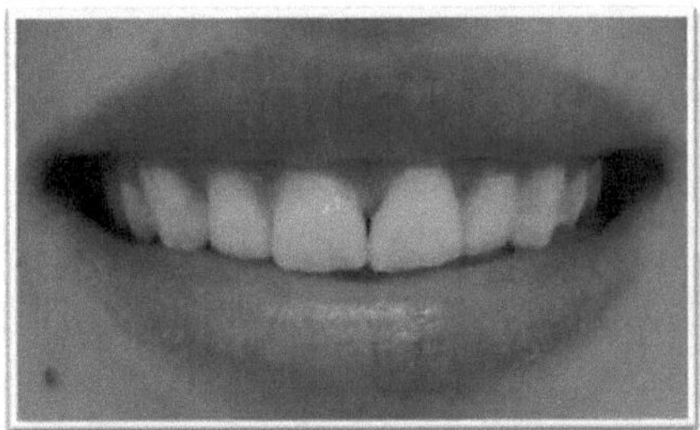
Figura 77. Criação e validação da maquete na boca

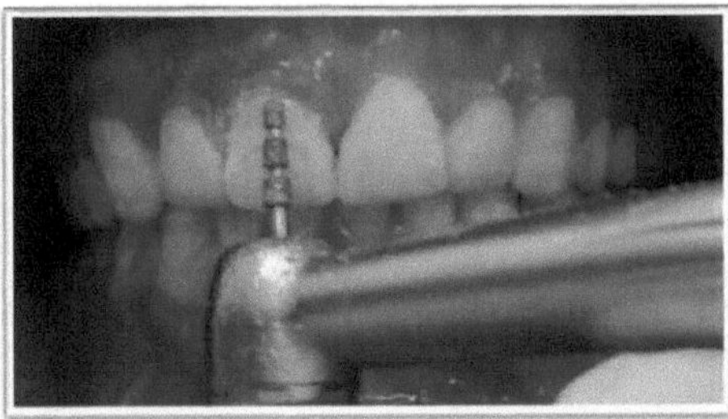
Figura 78. Preparação do dente com a maquete no sítio

-   Após a preparação, foi efectuada uma impressão de silicone para desenhar as facetas.

-   Uma vez feitas as facetas, estas são colocadas (fig. 79).

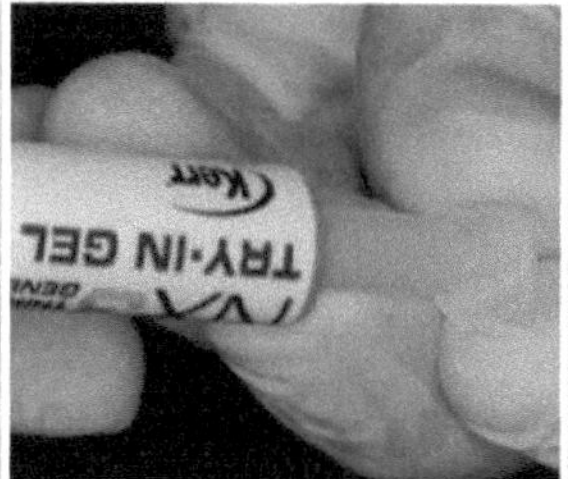

Figura 79. Controlo e ajuste de facetas com uma pasta de ajuste.

- Colagem de facetas

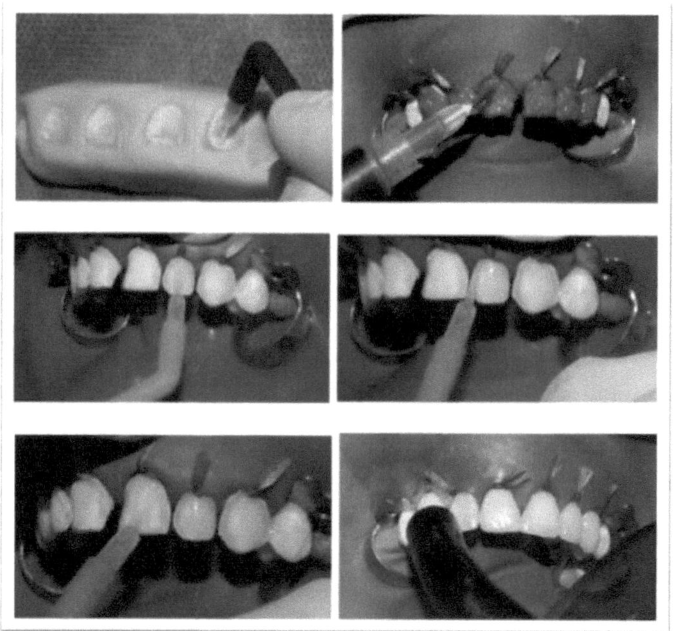

Figura 80. Colagem de facetas

- Acabamento (fig. 81): a área gengival pode ser polida com uma taça de polimento em cerâmica.

- Controlo da mordedura

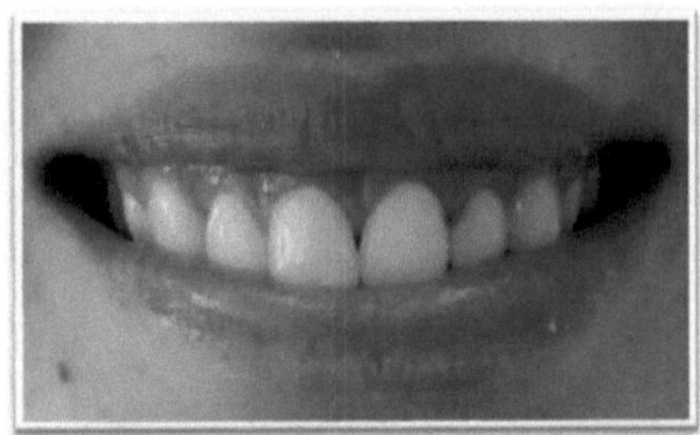

Figura 81. O sorriso do paciente após a colagem das facetas.

2.2.2. Facetas de resina de laboratório (prontas a colar)

A cerâmica tem muitas vantagens, mas também uma série de desvantagens (procedimentos laboratoriais delicados, impossibilidade de reparação na boca, custo elevado, etc.), o que levou alguns investigadores a tentar utilizar compósitos laboratoriais para facetas coladas (fig. 82).

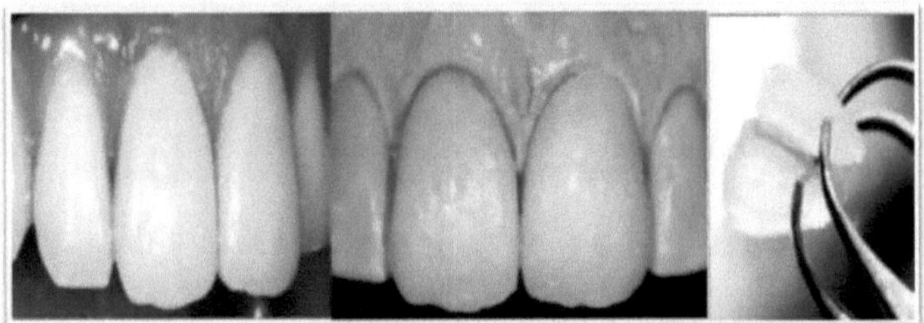

Figura 82. Facetas de resina de laboratório [10].

No quadro ao lado (Quadro I) é apresentada uma comparação entre as facetas indirectas de cerâmica e as facetas indirectas de resina para orientar a decisão terapêutica em caso de diastemas:

Tabela I. Comparação entre facetas de cerâmica e facetas de laboratório coladas com resina [53,23,10].

Mode de manufacturing	Benefits	Disadvantages
Composite veneers laboratory	Customized anatomy Reduced chair time Simple assembly Repairable/modifiable Cost	Two-session procedure / provisional prostheses except semi-direct method Alteration of surface finish (discoloration,cracks, loss of gloss, etc.) Weak mechanical properties (ageing of resin, risk of detachment, fracture...)
Ceramic veneers	Excellent aesthetics (the prosthetist's skills) Good, unalterable surface finish, satisfactory for the patient Mechanical properties	Cost Two-session fabrication / Temporary prostheses Irreversible (cannot be repaired) Delicateassembly

2.2.3. Prótese fixa de cobertura total

2.2.3.1. Indicações

O tratamento de diastemas com coroas fixas é necessário quando outras técnicas protéticas menos mutilantes (lascas, facetas...) não são viáveis devido a condições de ligação desfavoráveis (ver contra-indicações para facetas) ou, por exemplo, quando um diastema coexiste com:

- Uma cárie dentária grave devido a cáries ou lesões químicas, bem como a quantidade de tecido residual, explica a necessidade de uma coroa.

- Uma situação dento-periodontal complexa: má higiene - periodonto inflamado e/ou infetado; estes casos exigem uma terapia periodontal adequada combinada com uma prótese de cobertura total, +/- cirurgia de alongamento coronal. O diastema não pode, portanto, ser tratado com uma simples faceta, porque o procedimento de colagem da faceta requer um ambiente não húmido e uma parede dentária protegida da gengiva e da saliva, e os tecidos enfraquecidos pela cárie ou desnudados pela doença periodontal devem ser cobertos e protegidos por uma camada espessa de cerâmica rígida.

- Mau posicionamento significativo ....

2.2.3.2. Desvantagens

Sem preservação de tecidos: preparação mutilante

2.2.3.3. Ilustrações clínicas

► **1.o caso [88]:**

Uma paciente do sexo feminino, de 42 anos de idade, consultou a clínica dentária "Suba Dental" em Budapeste, Hungria, em 19-09-2020. Queixava-se dos espaços existentes entre os dentes e pretendia uma reabilitação protética estética com dentes brancos e um sorriso bonito. O exame clínico e radiológico mostrou espaços relativamente grandes entre os seus 4 incisivos superiores, com 12 de largura reduzida e 22 de forma atípica (conoide) (fig. 83) :

Decisão: Fechar os espaços entre os 4 incisivos maxilares com 6 coroas de cerâmica pura E. max (fig. 84).

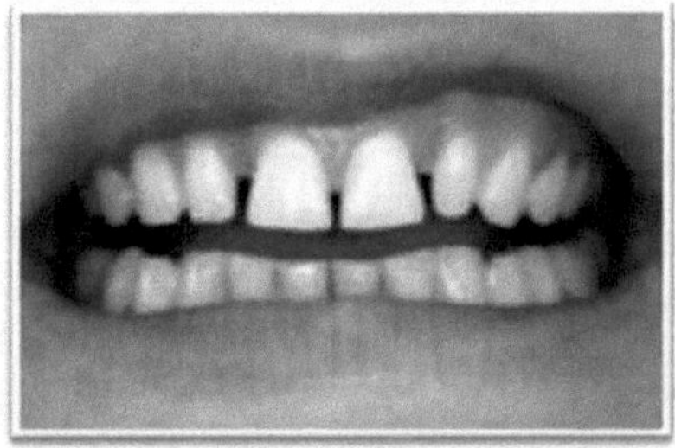

Figura 83. Fotografia inicial dos dentes [88].

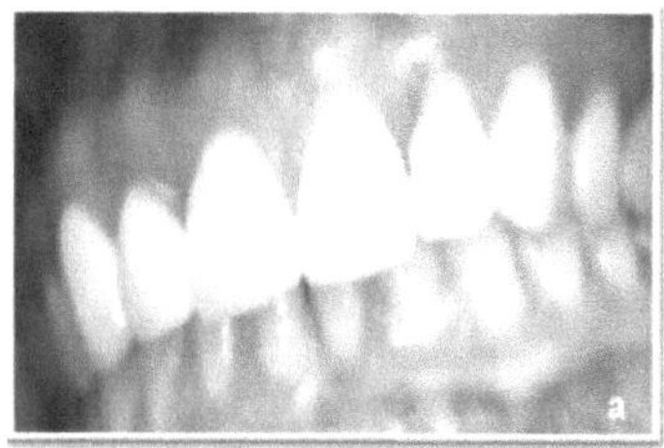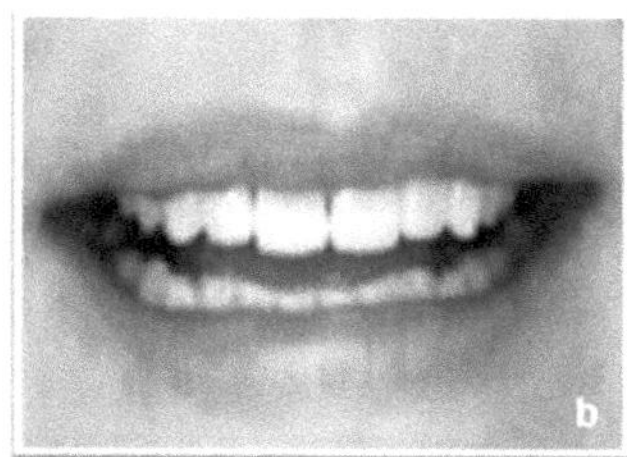

Figura 84. Fotografias finais: (a) endobucal e (b) exobucal, após reabilitação protética [88].

► **2.o caso [60]:**

Declaração: Uma mulher de 36 anos de idade visitou o Departamento de Medicina Dentária Conservadora da Universidade Prince of Songkla, Tailândia, devido a falhas entre os seus dentes ântero-superiores. Clinicamente, a paciente apresenta um diastema medial com 1,5 a 2 mm de largura (fig. 85). Ela relatou que perdeu dois incisivos centrais superiores como resultado de um trauma na adolescência. Recebeu tratamento ortodôntico que moveu os incisivos laterais para as posições dos incisivos centrais e os caninos para as posições dos incisivos laterais. O dente 12 recebeu tratamento endodôntico seguido de RCP, sobre o qual foi colocada uma coroa metalo-cerâmica, o que explica o brilho acinzentado da gengiva ao redor deste dente (fig. 85, a). O dente 22 havia sido previamente remodelado com resina composta direta, com recessão gengival associada a este dente. A radiografia retroalveolar mostrou lise óssea no 1/3 cervical da raiz do 11 +21 (fig. 85, b).

► **Decisão (fig. 85 a, b):**

Coroa de cerâmica pura no 12: foi oferecida à paciente a opção de substituir a sua prótese de metal-cerâmica por uma coroa de cerâmica pura (que é esteticamente agradável e mais biocompatível), e ela aceitou. Perfil de emergência mesial aumentado e largura mesio-distal adicional para os incisivos laterais de 0,75 mm cada

Injeção de ácido hialurónico na papila Uma faceta de cerâmica para restaurar a 22.

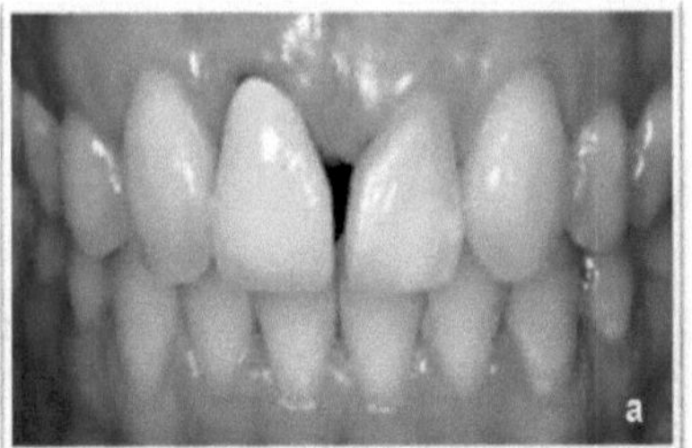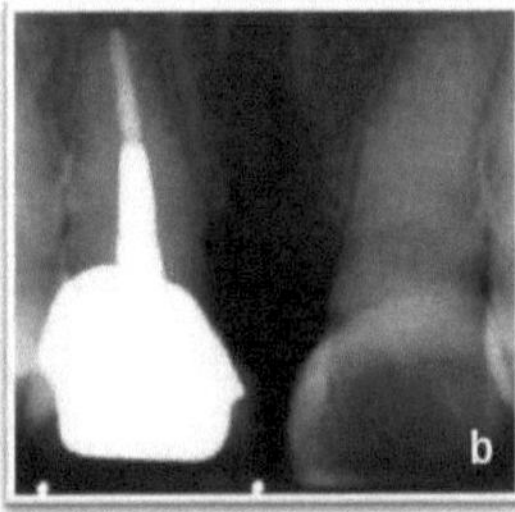

Figura 85. Exame endobucal inicial (a) e radiográfico (b)

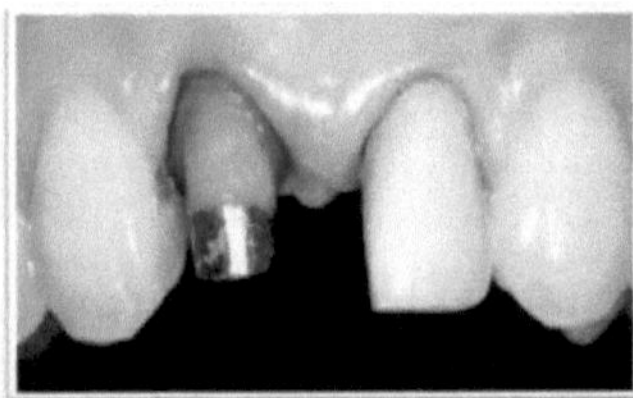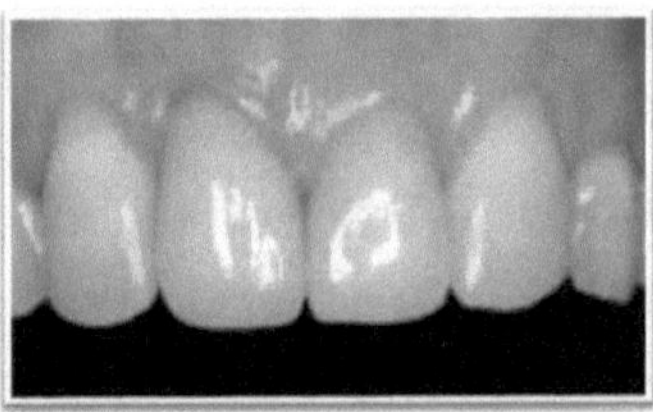

Figura 86. Preparações de tecidos na fotografia final 12 e 22, 2 semanas após o tratamento

2.3. Abordagem ortodôntico-protética

Em algumas situações, as próteses fixas não são suficientes para tratar os diastemas anteriores do maxilar. Nalguns casos, é necessária uma abordagem ortodôntico-protética.

2.3.1. Ilustração clínica

Uma doente do sexo feminino, de 26 anos de idade, com um historial médico normal, apresentou-se no departamento de prótese fixa com exigências estéticas. A sua principal queixa é fechar o diastema e obter um sorriso bonito (fig. 87,88).

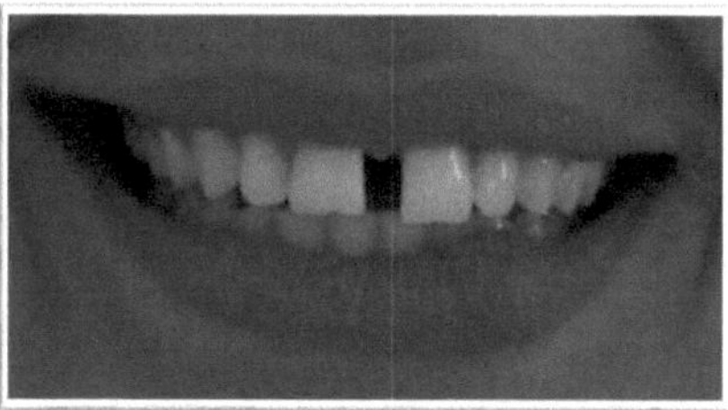

Figura 87. O sorriso inicial

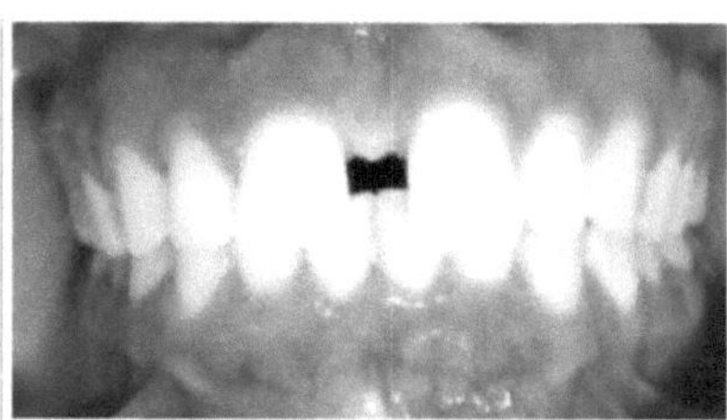

Figura 88. Vista frontal

Um exame clínico completo revelou uma boa higiene, uma linha de sorriso de tamanho médio com um grande diastema na linha média do maxilar.

O exame de oclusão mostrou um overjet zero.

A decisão protética foi a realização de facetas nos incisivos superiores após a distribuição dos espaços com tratamento ortodôntico fixo (Fig. 89).

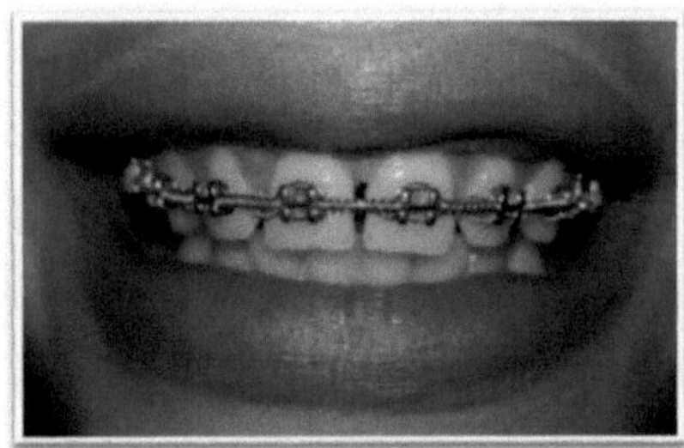

Figura 89. Resultado após tratamento ortodôntico

Antes da descolagem ortodôntica, foi efectuada uma frenectomia labial superior, para evitar a recorrência do diastema (Fig. 90, 91).

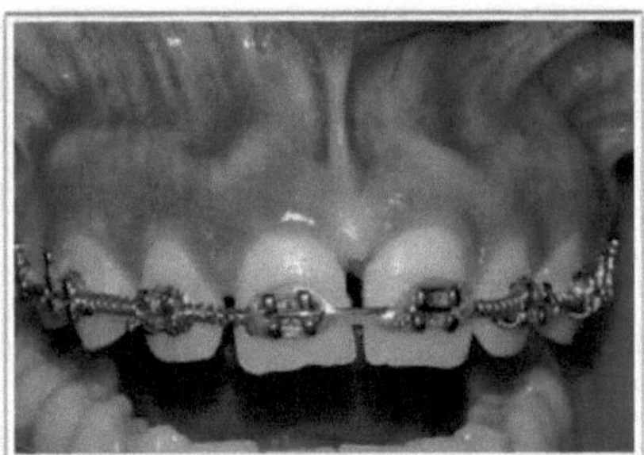

Figura 90. Frênulo labial do maxilar

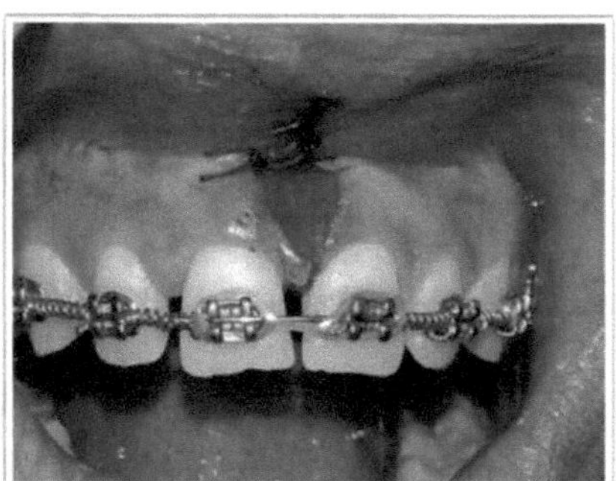

Figura 91. Frenectomia labial superior

De seguida, os incisivos maxilares foram preparados (Fig. 92).

A linha de acabamento cervical para facetas de cerâmica é colocada supragengival. Esta é uma vantagem importante para a saúde periodontal e a biocompatibilidade e é possível porque, com as facetas cerâmicas, as margens supragengivais podem ser totalmente indetectáveis se for utilizada porcelana cervical transparente (efeito "lente de contacto").

Quando é necessário modificar o contorno do dente e fechar diastemas, a linha de acabamento interproximal tem de ser levada para a superfície palatina. Isto proporcionará ao técnico dentário a liberdade necessária para a modificação do contorno do dente, evitando saliências interproximais de cerâmica que fecham abruptamente os espaços indesejados, permitindo assim um perfil de emergência mais suave das facetas.

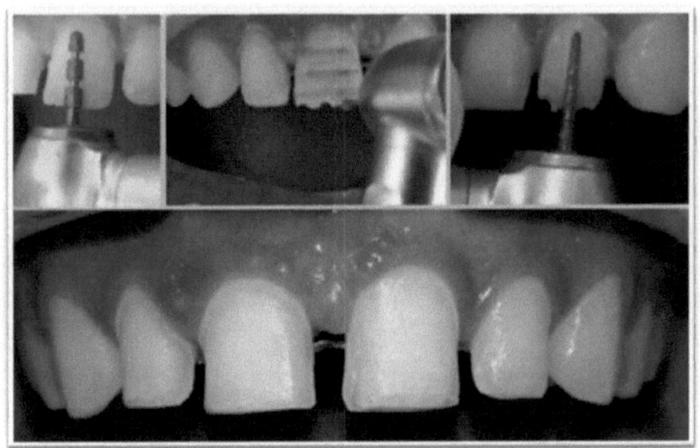

Figura 92. Preparação dos dentes

Após uma retração dupla do cordão gengival, foi feita uma impressão mista dupla simultânea com silicone A. leve e pesado (fig. 93)

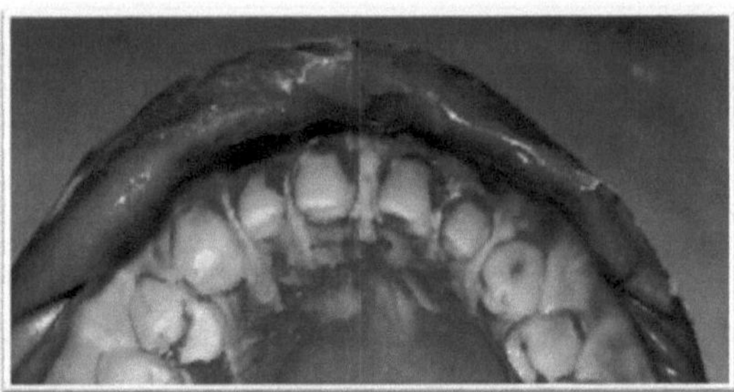

Figura 93. Impressão dupla mista simultânea

Em seguida, foi efectuado um molde de trabalho e digitalizado. As facetas foram concebidas de acordo com a cor escolhida e fresadas por CAD/CAM.

Ao colar um revestimento cerâmico, é imperativo um isolamento adequado. Recomenda-se vivamente a utilização de um dique de borracha.

A preparação é limpa com pedra-pomes, enxaguada e seca. A

superfície interna da restauração é então condicionada com ácido fluorídrico, após o que é novamente enxaguada e seca.

Aplica-se um agente de acoplamento de silano nas superfícies gravadas e deixa-se secar ao ar.

As recomendações para o tempo de aplicação do silano variam entre 30 segundos e 2 minutos.

O preparo é preparado de acordo com as recomendações do fabricante (fig. 94) com o condicionamento ácido, a preparação e a ligação adequados. O agente de ligação de resina é então aplicado ao revestimento ou à preparação.

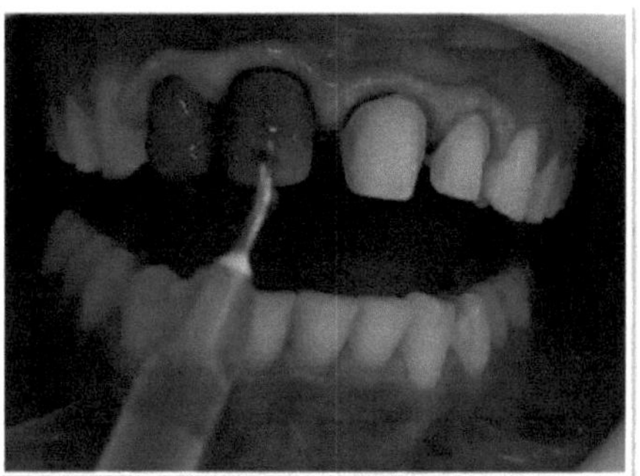

Figura 94. O tratamento da superfície dentária

As facetas foram coladas e o excesso de material de colagem é removido. A restauração deve ser apoiada enquanto a resina está a curar.

Os excessos grosseiros de resina podem ser removidos após uma polimerização pontual, antes da polimerização completa da resina, mas deve ter-se cuidado para não causar deficiências inadvertidas na interface dente-restauração. A polimerização ligeira é então efectuada de acordo com as recomendações do fabricante da resina. Qualquer flash residual pode ser removido com um bisturi ou uma cureta adequada (fig. 95).

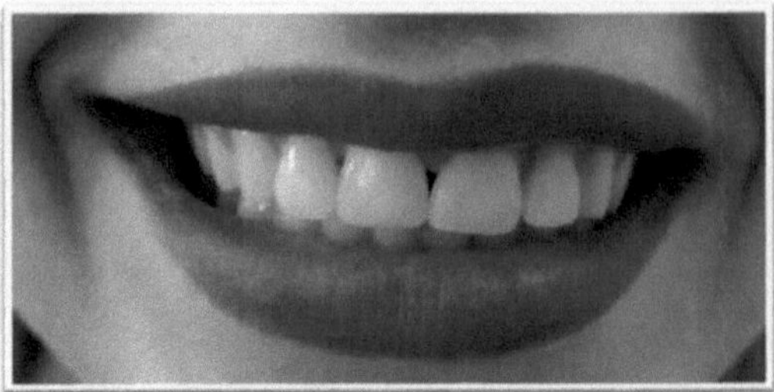

Figura 95. Sorriso do paciente após o tratamento de restauração

CONCLUSÃO

Os diastemas antero-maxilares em adultos podem levar a uma variedade de percepções sociais e estéticas. Alguns consideram-nos um bem físico, uma fonte de felicidade e de charme social, e desejam ver a sua aparência melhorada.

mantê-los. Mas há outras pessoas que acham que um diastema estraga um sorriso agradável, levando a uma falta de auto-confiança. Assim, a principal razão para consultar pacientes com diastemas anteriores é a estética. Procuram um sorriso ideal para recuperar a sua auto-confiança.

O tratamento dos diastemas ântero-superiores é complexo, exigindo do médico uma reflexão longa e profunda. É essencial um exame clínico detalhado, tendo em conta as necessidades do doente e determinando os factores etiológicos. Deve também ser dada especial atenção aos parâmetros faciais e às considerações estéticas, a fim de estabelecer o tratamento adequado. O dentista deve então escolher a técnica mais apropriada para fechar os diastemas.

Nalgumas situações, pode ser necessária uma abordagem monodisciplinar para resolver o problema de uma vez por todas, sendo as próteses fixas geralmente indicadas nesses casos.

Noutras situações, o encerramento do diastema, especialmente se for grande, requer uma abordagem multidisciplinar para corrigir e alcançar a harmonia estética e funcional desejada. Esta abordagem multidisciplinar pode incluir várias especialidades como a ortodontia, a periodontologia e a medicina dentária conservadora.

O tratamento adequado (único ou multidisciplinar) depende de vários factores: as indicações (ditadas pelo princípio da economia dos tecidos), o terreno etiológico, as necessidades e os recursos financeiros do doente, etc.

Os procedimentos de tratamento, cada um com as suas vantagens e limitações, são todos o resultado de uma avaliação gradual ditada pelo gradiente terapêutico, que classifica os tratamentos do menos para o mais invasivo, de modo a preservar o mais possível os tecidos dentários. O tratamento ortodôntico seria certamente a primeira escolha em termos de economia de tecidos, mas continua a ser um tratamento relativamente incómodo e dispendioso que requer um período de tempo mais ou menos longo para dar um resultado satisfatório. A escolha será, portanto, direccionada para as próteses fixas, que são consideradas uma boa alternativa para fechar os diastemas maxilares anteriores.

REFERÊNCIAS

1. **Abraham R, Kamath G.** Diastema da linha média e a sua etiologia - uma revisão. *Dent Update 2014;41 (5):457-60.*

2. **Amsterdam M.** Prótese periodontal. Vinte e cinco anos em retrospetiva. *Alpha Omegan 1974;67(3):8-52.*

3. **Báez Rosales A, De Nordenflycht Carvacho D, Schlieper Cacciutolo R, Gajardo Guineo M, Gandarillas Fuentes C.** Abordagem conservadora para a gestão estética de múltiplos espaços interdentários: uma abordagem sistemática. *J Esthet Restor Dent 2015;27(6):344-54*

4. **Bassigny F.** Para uma ortodontia pré-protética, porquê? como? *Bull Union Natl Intérêt Orthop Dento-Fac 2010;(41):17-27.*

5. **Batarec E, Chaput A.** Lexique des termes de prothèse dentaire. *Paris: CdP, 1980.*

6. **Begnoni G, Dellavia C, Pellegrini G, Scarponi L, Schindler A, Pizzorni N.** A eficácia da terapia miofuncional em pacientes com deglutição atípica. *Eur Arch Otorhinolaryngol 2020;277(9):2501-11.*

7. **Berteretche MV.** Visage esthétique et symétrie: 1ère partie. *Cah Prothèse 1996;93:17-24.*

8. **Bourzgui F.** Ortodontia: Aspectos básicos e considerações clínicas. *Rijeka: InTech, 2012.*

9. **Brook AH, Elcock C, al-Sharood MH, McKeown HF, Khalaf K, Smith RN.** Estudos adicionais de um modelo para a etiologia das anomalias do número e tamanho dos dentes em humanos. *Connect Tissue Res 2002;43(2-3):289-95.*

10. **Caire T.** Facettes composites par la technique de l'estampage Étapes cliniques et de laboratoire illustrées à travers un cas clinique. *Inf Dent 2012;6(26):14-9.*

11. **Calamia JR, Levine JB, Lipp M, Cisneros G, Wolff MS.** Desenho do sorriso e planeamento do tratamento com a ajuda de um formulário de

avaliação estética abrangente. *Dent Clin North Am 2011;55(2):187-209.*

12. **Calamia V, Pantzis A.** Planeamento de tratamento de caso simples: encerramento de diastema. *Dent Clin North Am 2015;59(3):655-64.*

13. **Cessot J.** Agenesia da incisiva lateral permanente da maxila: soluções terapêuticas [Tese]. *Nancy: Faculté d'odontologie de Nancy, 2013.*

14. **Chiche G, Pinault A.**Esthétique et restaurations des dents antérieures. *Paris: CdP, 1998.*

15. **Chu SJ, Tan JH, Stappert CF, Tarnow DP.** Posições e níveis do zénite gengival

da dentição anterior maxilar. *J Esthet Restor Dent 2009;21(2): 113-20.*

16. **Cohen-lévy J, Garcia R.** Orthopédie dento-faciale et architecture du sourire. *Atual Odonto-Stomatol 2008;(242):155-66.*

17. **Colégio Nacional de Oclusodontologia.** Léxico. *Paris : Quintessence International; 2001.*

18. **Culp L, McLaren EA, Swann LC.** Análise do sorriso: a técnica de desenho do sorriso do photoshop parte 2. *J Cosmet Dent 2013;2(29):94-108.*

19. **Deveze M.** Análise estética antiga numérica: conceitos e aplicações. Medicina humana e patologia [Tese]. *Nice: Faculdade de Cirurgia Dentária de Nice, 2015.*

20. **Dib M, Marinetti A.** Gestion des espaces généralisés chez une patiente adulte : quel rôle pour l'orthodontie ? *Le fil dentaire 2018.*

21. **EL Houari B, Kissa J, Amine K, Sidqui M.** A freinectomia: da teoria à prática. *Le courrier dentiste 2000.*

22. **EL Kholti W, Kissa J.** Feinectomie : quand faut-il intervenir ? *Rev Odontostomatol 2016; 45:118-29.*

23. **Erdemir U, Yildiz E.** Esthetic and Functional Management of Diastema: A Multidisciplinary Approach. *Nova Iorque: Springer Publishing, 2016:5-14.*

24. **Etienne D.** Apport de la parodontie au traitement du sourire. Le fil

dentaire 2018.

25. **Etienne O.** Les facettes céramiques. *Paris: CdP, 2019.*

26. **Favory P, Touati B.** Apport esthétique des micro facettes céramique sans préparation tissulaire ni technique numérique. *Le fil dentaire 2018.*

27. **Ferracane JL.** Resina composta - estado da arte. *Dent Mater 2011;27(1): 29-38.*

28. **Fradeani M.** Análise estética: uma abordagem sistemática do tratamento protético. *Paris: Quintessence international, 2007.*

29. **Fradeani M.** Reabilitação estética em postura fixa, volume 1: análise estética. Paris: Quintessence International, 2006.

30. **Frese C, Schiller P, Staehle HJ, Wolff D.** Recontornar dentes e fechar diastemas com construções directas de compósito: um acompanhamento de 5 anos. *J Dent 2013;41(11): 979-85.*

31. **Fujita Y, Hidaka A, Nishida I, Morikawa K, Hashiguchi D, Maki K.** Anomalias de desenvolvimento dos incisivos laterais permanentes em pacientes jovens. *J Clin Pediatr Dent 2009;33(3):211-5.*

32. **Gass JR, Valiathan M, Tiwari HK, Hans MG, Elston RC.** Correlações familiares e hereditariedade do diastema da linha média maxilar. *Am J Orthod Dentofacial Orthop 2003;123(1):35-9.*

33. **Geevarghese A, Baskaradoss JK, Alsalem M et al.** Perceção de dentistas gerais e leigos em relação à estética alterada do sorriso. *J Orthod Sci 2019;8:14.*

34. **Heichelbech F, Toledano C.** Protocolo de preparação para facetas. *Le fil dentaire 2017.*

35. **Huang WJ, Creath CJ.** O diastema da linha média: uma revisão da sua etiologia e tratamento. *Pediatr Dent 1995;17(3):171-9.*

36. **Ittipuriphat I, Leevailoj C.** Gestão do espaço anterior: conceitos interdisciplinares. *J Esthet Restor Dent 2013;25(1):16-30.*

37. **Joseph S, Priya L, Gopal D, Devachen M, Narayan A, Afnan M.** Fibrodentinoma ameloblástico apresentando-se como um falso aumento

gengival na região anterior do maxilar. *Case Rep Dent 2015;2015:812087.*

38. **Kabbach W, Sampaio CS, Hirata R.** Fechamento de diastemas: Uma nova técnica para garantir a proporção dentária. *J Esthet Restor Dent 2018;30(4):275-80.*

39. **Kanyas SD, Sankar H, Kommi PB, Arani N, Keerthi VN.** Utilização clínica da mola M para o fecho espacial do diastema da linha média - relatos de casos clínicos. J Clin Diagn Res Mar;10(3):11-2.

40. **Keene HJ.** Distribuição de diastemas na dentição do homem. *Am J Phys Antropol 1963;21(4):437-41.*

41. **Kone D, Kamagaté A, Mobio S.** Frénectomie labiale supérieure: technique opératoire et intérêt thérapeutique. *Rev Iv Odonto-Stomatol 2011;13:24-8.*

42. **Korbendau JM, Patti A.** Le traitement orthodontique et chirurgical des dents incluses. Paris: Quintessence international, 2005.

43. **Koubi S, Weisrock G, Margossian P, Laborde G, Tassery H.** Gestion d'un echec lors d'une réhabilitation d'un sourire à l'aide de facettes en céramique à propos d'un cas clinique. Rev Odontostomatol 2011;40:33-50.

44. **Laceb A.** Os diastemas anteriores dos maxilares no adulto: abordagem protética por meio de facetas cerâmicas. Revisão e análise da literatura [Tese]. *Marselha: Faculté d'Odontologie de Marseille, 2019.*

45. **Lafargue H, Lasserre JF.** Restaurações estéticas por mini facetas de cerâmica colada. *Le fil dentaire 2010.*

46. **Lasserre JF.** Des dentelles de céramique. *O ficheiro dentário 2019.*

47. **Lautrou A.** Anatomie dentaire (2ème édition). Paris: Elsevier Masson, 1998.

48. **Lempel E, Lovász BV, Meszarics R et al.** Restaurações directas de resina composta para dentes maxilares fracturados e encerramento de diastemas: uma avaliação retrospetiva de 7 anos de sobrevivência e factores de influência. *Dent Mater 2017;33(4):467-76.*

49. **Levin EI.** A estética dentária e as proporções douradas. *J Prothest*

Dent 1978;40(3):244-52.

50. Levine JB. Dentisterie esthétique: le sourire. *Paris, Elsevier Masson, 2017.*

51. Lima GS, Albino L, Dos Santos CS, Cenci MS, Pereira-Cenci T. Aprimoramento oclusal e estético: uma abordagem não invasiva para um antigo dilema. Oper Dent 2020;45(5):467-72.

52. Magne P, Belser UC. Restauração de aditivos em cerâmica: abordagem biomimética. *Paris: Quintessence International, 2003.*

53. Miara P, Miara A. Revestimentos laminados colados feitos de epoxina de matriz laboratorial.
Rev Odontostomatol 2002; 31:243-57.

54. Miramont E, Orthlieb JD. Perte de calage, usure, érosion, migration et DVO.*Réal Clin 2013; 24(2):105-12.*

55. Mirko P, Miroslav S, Lubor M. Significado da inserção do frénulo labial na doença periodontal no homem. Parte I. Classificação e epidemiologia da inserção do frénulo labial. *J Periodontol 1974;45(12):891-4.*

56. Miyazaki CL, Medeiros IS, Santana IL, Matos Jdo R, Rodrigues Filho LE. Tratamento térmico de uma resina composta direta: influência na resistência à flexão. Braz Oral Res 2009;23(3):241-7.

57. Morley J, Eubank J. Elementos macroestéticos do desenho do sorriso. *J Am Dent Assoc 2001;132(1):39-45.*

58. Mossaz J, Suter VG, Katsaros C, Bornstein MM. Dents surnuméraires dans le maxillaire et la mandibule un challenge interdisciplinaire. *Swiss Dent JSSO 2016,126:141-9*

59. Mozayek RS, Allaf M, Dayoub S. Facetas seccionais de porcelana, uma técnica ultraconservadora para o fecho de diastemas (análise tridimensional de tensão de elementos finitos). *Dent Med Probl 2019;56(2):179-83.*

60. Naorungroj S. Reconstrução estética de diastema com restaurações adesivas da cor do dente e preenchimentos de ácido hialurónico. *Case Rep*

Dent 2017;2017:5670582. 58

61. Noharet R. Traitement d'une agénésie dentaire antérieure chez l'adolescent: problématiques et solution. *Cah Prothèse 2012;(157):1-7.*

62. Noureddine A, Fron Chabouis H, Parenton S, Lasserre JF. Perceção estética dos leigos de vários diastemas gerados por computador: um estudo piloto. *J Prosthet Dent 2014;112(4):914-20.*

63. Oesterle LJ, Shellhart WC. Diastemas da linha média maxilar: um olhar sobre as causas. *J Am Dent Assoc 1999;130(1):85-94.*

64. Oquendo A, Brea L, David S. Diastema: correção de espaços excessivos na zona estética. *Dent Clin North Am 2011;55(2):265-81.*

65. Ostrowski D. Le rôle de l'anatomie dentaire dans l'esthétique du visage [Tese]. *Toulouse : Faculté de chirurgie dentaire de Toulouse, 2013.*

66. Radz GM. Restaurações de porcelana anteriores de espessura mínima. *Dent Clin North Am 2011;55(2):353-70.*

67. Russell KA, Folwarczna MA. Mesiodens - diagnóstico e tratamento de um dente supranumerário comum. *J Can Dent Assoc 2003;69(6):362-6.*

68. Santana IL, Lodovici E, Matos JR, Medeiros IS, Miyazaki CL, Rodrigues-Filho LE. Efeito do tratamento térmico experimental nas propriedades mecânicas de compósitos resinosos. *Braz Dent J 2009;20(3):205-10.*

69. Santunione C. Tratamento de diastemas anteriores e superiores em odontologia restauradora [Tese]. *Marseille: Faculté &Odontologie de Marseille, 2017.*

70. Sarita PT, Kreulen CM, Witter DJ, van't Hof M, Creugers NH. Um estudo sobre a estabilidade oclusal em arcadas dentárias encurtadas. *Int J Prosthodont 2003;16(4): 375-80.*

71. Selz CF, Jung BA, Guess PC. Um conceito de tratamento interdisciplinar não invasivo em cerâmica pura para oligodontia não sindrómica na adolescência. *Quintessence Int 2015;46(2):111-8.*

72. Sette A, Devictor A, Maille G, Laborde G, Dodds M, Margossian P. Les références esthétiques : la pertinence du diagnostic au traitement.

Stratégie Prothétique 2014;(3):157-64.

73. Seunaneche P. Correção de migrações dentárias patológicas. *Inf Dent 2009;(4):172-78.*

74. Souza R, Barbosa F, Araújo G, Miyashita E, Bottino MA, Melo R, Zhang Y. Facetas Monolíticas Ultrafinas de Zircónia: Realidade ou Futuro? Relato de um caso clínico e acompanhamento de um ano. *Oper Dent 2018;43(1):3-11.*

75. Terry DA, Geller W. Esthetic and restorative dentistry: material selection and technique, (3rd edition). *Hanover Park: Quintessence Publishing, 2018.*

76. Tjan AH, Miller GD. O JGP, Alguns factores estéticos num sorriso. *J Prothest Dent 1984;51:24-8.*

77. Warren JJ, Bishara SE. Duração dos comportamentos de sucção nutritiva e não-nutritiva e os seus efeitos nas arcadas dentárias na dentição primária. *Am J Orthod Dentofacial Orthop 2002;121(4):347-56.*

78. Yamaoka M, Furusawa K, Tanaka M, Tanaka H. Canino não irrompido sem diastema mediano. *J Oral Rehabil 1997;24(6):454-6.*

Referências na Internet

79. Bücco orthodontie. Freins, frénectomie : démystification... [En Ligne]. *Disponível a partir do URL: https://www.orthodontisteenligne.com/freins-frenectomie- demystification/*

80. Chamberland S. Caninos inclusos [En Ligne]. *Disponível a partir do URL: https://www.sylvainchamberland.com/dentition/canines-incluses/canines/*

81. D'Incau E, Bartala M. Prothèse fixée dento-portée [En Ligne]. *Disponível   a   partir   do URL:https://www.researchgate.net/profile/DincauEmmanuel/publication/28 2650   685_Prothese_fixee_dento portee/links/5615970f08ae4ce3cc654980/Prothese-fixee- dento-portee.pdf*

82. Kassab M. L'écart du bonheur ! [En Ligne]. *Disponível a partir do URL: https://www.lorientlejour.com/article/765984/L%2527ecart_du_bonheur_%*

2521_html

83. Lanoiselee E. Les facettes "veneer, vedi, vici" [En Ligne]. *Disponível a partir de IURL:https://www.dentalespace.com/praticien/formationcontinue/les-facettes-veneer- vedi-vici/*

84. O Clube Dentário. As anomalias dentárias [Em linha]. *Disponível a partir da URL: https://csd23. blogspot. com/2009/04/les-anomalies-dentaires. html*

85. Marceau I. Beauté: Stars sans complexes: les célébrités aux dents espacées (PHOTOS) [En Ligne]. *Disponível a partir da URL: https://quebec. huffingtonpost. ca/amp/entry/stars-dents-espacees_n_1719740/*

86. Ortodontia.
Ausência de incisivos latinos - anodontia [En Ligne]. *Disponível a partir do URL: https://www.orthodontisteenligne.com/absence-incisives-laterales-anodontie/*

87. Rouche M. 5 trucs qui prouvent que les dents du bonheur, c'est canon [En Ligne].
Disponível a partir do URL: https://www.aufeminin.com/soins-visage/5-trucs-qui- prouvent-que-les-dents-du-bonheur-c-est-canon-s 1360001.html

88. Suba Dental. Fermeture de l'espace entre les dents (diastème) avec 6 couronnes en tout céramique E. max (Présentation de cas) [En Ligne].
Disponível a partir do URL: https://subadental.com/couronnes-e-max/fermeture-de-lespace-entre-les-dents- diasteme-avec-6-couronnes-en-tout-ceramique-e-max-presentation-de-cas-46/

89. O dentista. Fonética : O que é preciso ver e saber [em linha].
Disponível a partir do URL: http://thedentalist.fr/phonetique-ce-quil-faut-savoir/

90. Margaux Frulli. Montagem de restaurações parciais indirectas coladas. *Chirurgie. 2020. ffdumas02975322*

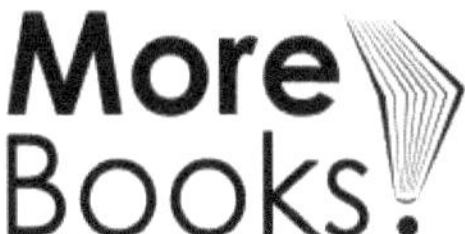

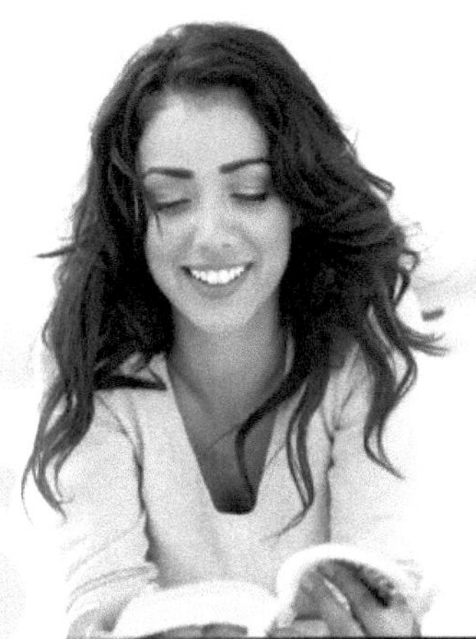

I want morebooks!

Buy your books fast and straightforward online - at one of world's fastest growing online book stores! Environmentally sound due to Print-on-Demand technologies.

Buy your books online at
www.morebooks.shop

Compre os seus livros mais rápido e diretamente na internet, em uma das livrarias on-line com o maior crescimento no mundo! Produção que protege o meio ambiente através das tecnologias de impressão sob demanda.

Compre os seus livros on-line em
www.morebooks.shop

info@omniscriptum.com
www.omniscriptum.com

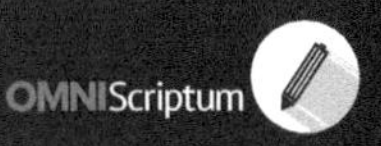

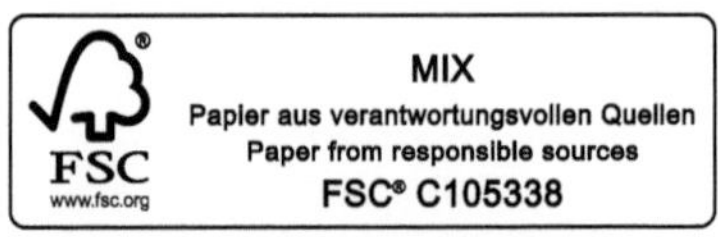

Printed by Books on Demand GmbH, Norderstedt / Germany